Neue Wege gehen

Neue Wege gehen

Michael Waadt, Jan Nachtigall

Michael Waadt
Jan Nachtigall

Neue Wege gehen

Mit ACT und PEP zu einem
selbstbestimmten und erfüllten Leben

hogrefe

Michael Waadt
Theresienhöhe 10
80339 München
Deutschland
E-Mail: mail@michael-waadt.de

Jan Nachtigall
Feuerbachstraße 16
12163 Berlin
Deutschland
E-Mail: jan.nachtigall@googlemail.com

Bibliografische Information der Deutschen Nationalbibliothek
Die Deutsche Nationalbibliothek verzeichnet diese Publikation in der Deutschen Nationalbibliografie; detaillierte bibliografische Daten sind im Internet über http://www.dnb.de abrufbar.

Verantwortliche Person in der EU: Hogrefe Verlag GmbH & Co. KG, Merkelstraße 3,
37085 Göttingen, info@hogrefe.de

Anregungen und Zuschriften bitte an den Hersteller:
Hogrefe AG
Lektorat Psychologie
Länggass-Strasse 76
3012 Bern
Schweiz
Tel. +41 31 300 45 00
info@hogrefe.ch
www.hogrefe.ch

Lektorat: Dr. Susanne Lauri
Bearbeitung: Tobias Gaudin, Gießen
Herstellung: Daniel Berger
Illustrationen: Christine Brauer, Brauer.Design, München, und Bernd Nachtigall
Umschlagabbildung: Eoneren, GettyImages
Umschlaggestaltung: Hogrefe intern
Satz: punktgenau GmbH, Bühl
Druck und buchbinderische Verarbeitung: Finidr s. r. o., Český Těšín
Printed in Czech Republic
Auf säurefreiem Papier gedruckt

1. Auflage 2025

(E-Book-ISBN_PDF 978-3-456-96357-0)
(E-Book-ISBN_EPUB 978-3-456-76357-6)
ISBN 978-3-456-86357-3
https://doi.org/10.1024/86357-000

Inhaltsverzeichnis

Geleitwort für Michael und Jan von Rainer F. Sonntag

Wir können unsere Gefühle, Gedanken und Körperempfindungen nicht einfach abschalten. Wenn wir das könnten, wären die Wartelisten bei Psychiatern und Psychotherapeuten nicht so lang (wahrscheinlich gäbe es uns Psychos gar nicht), es gäbe keine Heime für vernachlässigte und misshandelte Kinder, keine Frauenhäuser, keinen Krawall auf den Straßen, keine politischen Intrigen, und es gäbe wohl auch keine Kriege. Denn all das hat damit zu tun, dass es uns Menschen schwerfällt, innere Erlebnisse, die wir negativ bewerten, anzunehmen.

Dass wir Gefühle, Gedanken und Körperempfindungen überhaupt bewerten, hat damit zu tun, dass wir sie mit äußeren Geschehnissen in Beziehung setzen und dass sie dadurch eine ähnliche Wirkung entfalten wie diese Ereignisse selbst. Nehmen wir das Beispiel der Frau mit dem Vornamen Susanne auf Seite 36. Sie hatte eine Auseinandersetzung mit ihrem Sohn und berichtet in der Therapiestunde davon. Doch sie erzählt nicht nur einfach nüchtern und sachlich von dieser Situation; das Erzählen selbst, die Worte, mit denen sie das Geschehen beschreibt, die inneren Bilder, die beim Erinnern auftauchen, rufen in der Therapiestunde ähnliche Gefühle und Körperempfindungen hervor, wie Susanne sie wohl damals an dem ganz anderen Ort im Streit mit ihrem Sohn erlebt hat.

So selbstverständlich uns das vorkommt, so ungeheuer erstaunlich ist es. Hier geschieht etwas vor unseren Augen, wofür wir normalerweise blind sind. Wir sind so blind dafür, wie der Fisch fürs Wasser. Worum es geht, ist Sprache. Dass er im Wasser schwimmt und wie er es braucht, merkt der Fisch erst, wenn er auf dem Trockenen liegt. Welche Rolle Sprache für uns spielt, merken wir erst, wenn wir sie gezielt in den Blick nehmen – oder außen vor lassen. Beides ist nicht einfach. Die Schwierigkeit liegt darin, dass man die Sprache nicht überlisten kann, wenn man über sie spricht.

In ihrem Buch zeigen Michael und Jan auf elegante Weise, wie wir mit der Sprache spielen können, ohne dass sie wieder mit uns spielt. So leiten uns die beiden an, über ein heißes Thema nachzudenken. Aber nicht, um es problemlöseorientiert zu analysieren und nach direkten Lösungen Ausschau zu halten, nein, sie fragen uns nach Gefühlen, weiteren inneren Bildern und Körperempfindungen, die mit den Gedanken über das Thema in Beziehung stehen. Damit ermöglichen sie es uns, die Wirkungen von Sprache in den Blick zu bekommen.

Wenn wir diese Wirkungen, etwa in Form von Gefühlen, bewusst erleben und das heißt, sie benennen können, sind wir in einer besseren Position, als wenn wir unseren Worten und Gedanken besinnungslos ausgeliefert sind. Denn erst wenn wir diese Wirkung – den Ärger, die Angst, die Trauer, den Schmerz usw. – besonnen vor Augen haben, sind wir in der Lage, uns zu fragen, was wir damit machen wollen.

Zurecht empfehlen uns die beiden Autoren, dass wir gut daran tun, all das, was in uns auftaucht, anzunehmen. Ganz gleich, wie wir es bewerten. Denn alle meine Gefühle sind meine Gefühle, sie gehören zu mir und sind ein Teil von mir, ob ich sie nun positiv oder negativ bewerte! Und was passiert, wenn ich immer wieder Teile von mir ablehne und loswerden will? Am Ende lehne ich mich selbst ab. Ich bin nur ganz ich selbst und für mich und andere annehmbar, wenn ich auch alle meine inneren Erlebnisse und damit mich in Gänze annehme.

Aber das ist nur ein Aspekt der Akzeptanz. Der andere ist, dass therapeutisch relevante Gefühle und Körperempfindungen immer etwas damit zu tun haben, was uns wichtig ist. Vermeidung wird nur dann zur Krankheit, wenn sie mit Annäherung gekoppelt ist. Liebe und Schmerz sind untrennbar miteinander verbunden. Manche versuchen, diesem Dilemma dadurch zu entgehen, dass sie nichts mehr wichtig nehmen möchten und auf die Liebe im Leben verzichten. Aber was ist das für ein Leben?

Bei Susanne zeigt sich der Annäherungsaspekt darin, dass sie im fortdauernden Kontakt mit dem Ärger über ihren Sohn plötzlich einen Kipppunkt erreicht, an dem der Ärger in Traurigkeit umschlägt. Ihr wird nämlich plötzlich bewusst, wie wichtig eine gute Beziehung zu ihrem Sohn für sie ist. Dass sie diesen Kipppunkt erreicht, liegt daran, dass sie lange genug mit dem Ärger in Kontakt bleiben konnte. Das Klopfen hat ihr das vermutlich leichter gemacht, so wie wir oft auch leichter über schwierige Themen sprechen können, wenn wir spazieren gehen. Und vermutlich hat das Klopfen auch dazu beigetragen, dass sie nicht mehr so gegen den Ärger kämpfen musste, dessen Keim ja die Liebe zum Sohn ist.

Ich muss gestehen, dass ich bis zur Lektüre dieses Buches keine Ahnung von PEP hatte. Doch scheinen mir ACT und PEP gut zusammenzupassen. PEP ist eine willkommene Bereicherung der Methoden, die es erleichtern, auch schwierigste Gefühle anzunehmen und sich dadurch seiner Werte wieder gewahr zu werden, die in den oft grausamen Kämpfen gegen unser Innenleben auf der Strecke bleiben. Und, last not least, mir hat das Lesen viel Spaß gemacht. Ich hoffe, es wird Ihnen, liebe Leserinnen und Leser, ebenso gehen. Achten Sie dabei immer wieder gezielt auf die Sprache. Ich kann mir vorstellen, dass es Ihren Lesegenuss noch erhöht, wenn Sie die Raffinessen der Sprache entdecken; zum Beispiel wie es den Autoren in den Selbststärkungssätzen geschickt gelingt, zunächst gegensätzlich Konstruiertes friedlich miteinander zu verbinden. Wäre es nicht schön, wenn uns das auch andernorts viel öfter gelingt?

Rainer F. Sonntag

Geleitwort von Michael Bohne

Die beiden Autoren Michael Waadt und Jan Nachtigall sind mit dem vorliegenden Buch einen guten Schritt weiter in Richtung Demokratisierung von Psychotherapie gegangen. In der ACT und in der PEP geht es ja u.a. darum, sich selbst besser zu verstehen und sich selbst besser helfen und steuern zu können, letztendlich, um sich selbst innerlich von störenden Mustern und alten Quälgeistern zu befreien und seine eigenen Werte zu erkennen, zu leben und seinen eigenen Weg gehen zu können.

ACT und auch PEP sind Methoden, die sich sozusagen schwarmintelligent von einigen anderen sehr guten Psychotherapieansätzen haben inspirieren lassen bzw. in rosinenpickender Weise das Beste aus anderen Methoden herausgeholt haben. Hier geht es also nicht um psychotherapeutische Monokultur, sondern um Biodiversität und Diversity, also Vielfalt im Bereich von Psychotherapie bzw. Selbsthilfe.

Wir Menschen leiden unter belastenden und energieraubenden Emotionen und einschränkenden Gedanken und Glaubenssätzen. Im vorliegenden Buch gibt es viele inspirierende Übungen, sich von seinem emotionalen und gedanklichen Ballast ein gutes Stück zu befreien. Beide Ansätze stärken die Selbstwirksamkeitserfahrung, das ist quasi der Joker in der Selbstentwicklung und inneren Befreiung.

Ich wünsche Ihnen viel Leichtigkeit, Zuversicht und Humor bei der Überwindung Ihrer inneren Einschränkungen und Energieräuber. Dem Buch wünsche ich viele begeisterte Leser:innen und viele Auflagen.

Dr. med. Michale Bohne, Hannover im Januar 2025

1
Über uns und über dieses Buch

Hallo, ich bin Michael,
ich bin Philosoph, Therapeut, Coach, Trainer, Dozent; ich habe eine Frau und zwei inzwischen erwachsene Kinder; ich meditiere regelmäßig, und wenn ich mir (viel zu selten) dazu Zeit nehme, spiele ich Saxofon. Ich kann sagen, ich bin ziemlich glücklich mit meinem Leben und mit dem, was ich heute beruflich mache. Es hat allerdings eine ganze Weile gedauert, bis ich wusste, was ich eigentlich will. Das ging schon damit los, dass ich nach dem Abitur jahrelang unterschiedliche Sachen studiert habe – etwa Philosophie, Mathematik, Psychologie –, ohne mir klar zu sein, wo ich zu Hause bin. Und nach dem Studium ist es nicht besser geworden: Ein paar Jahre war ich wissenschaftlicher Mitarbeiter am Münchener Max-Planck-Institut für Psychiatrie; ich war Partner in einer Unternehmensberatung; ich habe eine Agentur für Unternehmenskommunikation geleitet; ja, ich hatte sogar einmal eine Galerie für zeitgenössische Kunst, und immer war es nicht wirklich das Richtige – bis ich dann irgendwann mit Coaching und Psychotherapie begonnen habe und erleben durfte, wie erfüllend es ist, Menschen in schwierigen und dunklen Lebensphasen zu begleiten. Bei alledem habe ich gelernt, dass man manchmal einfach vertrauen muss, auf dem richtigen Weg zu sein, auch wenn man glaubt, die Orientierung verloren zu haben. Wir gehen uns niemals verloren! Diese Erkenntnis verdanke ich in hohem Maße meiner Arbeit mit der Akzeptanz- und Commitment-Therapie (ACT), und das ist es, was ich gerne an andere weitergeben möchte. Dazu dient auch dieses Buch.

Hallo, ich bin Jan,
ich bin Psychologe, Psychologischer Psychotherapeut, Dozent und habe mit meinem Partner einen wunderbaren Therapiebegleithund, der auf den Namen Oscar hört. Ich finde Ausgleich und Entspannung im Krafttraining, gehe gerne joggen

und ins Theater. Ich habe eine Praxis für Verhaltenstherapie und biete daneben Gruppen für Menschen nach psychosomatischer Rehabilitation an und ich liebe es, Workshops zu geben, in denen ich Psychotherapeuten in Ausbildung für ACT begeistere. Ich bin sehr dankbar für meine Zusammenarbeit mit so vielen wunderbaren Menschen und die Möglichkeit, mich immer weiterentwickeln und stets Neues hinzulernen zu können.

Während meines damals furchtbar drögen Psychologiestudiums interessierte mich vor allem die Logotherapie Viktor Frankls, in der es um die Frage nach dem Sinn im Leben geht. Viel später, vor etwa zehn Jahren, stieß ich auf die ACT, die für mich eine moderne, bunte und lebendige Form der etwas „philosophischen" Logotherapie ist, in der die Themen persönliche Werte und Sinn ebenfalls im Mittelpunkt stehen. Und war fortan verzaubert von ihrer Leichtigkeit, Flexibilität und großen Bandbreite. Etwa zur selben Zeit begegnete mir PEP, und ich war schon früh angezogen von der Idee, beide Verfahren zu kombinieren.

Auch wenn mein Leben rückblickend einigermaßen zielgerichtet ausschaut, hatte ich in all den Jahren sehr oft das Gefühl, mich und meinen „roten Faden im Leben" komplett verloren zu haben und keinen Sinn im Leben zu sehen. Meine früher ausgeprägten sozialen Ängste und Selbstwertprobleme waren dabei nicht unbedingt unterstützend auf meinem Weg. ACT und PEP waren mir hingegen auch ganz persönlich unschätzbare Begleiter, wahrhaftige Gamechanger. Ohne diese beiden Verfahren stünde ich nicht, wo ich heute stehe. Daher bin ich Michael sehr dankbar, dass er mich überzeugt hat, gemeinsam dieses Buch zu schreiben.

Ich freue mich, dass du dich mit uns auf eine kleine Reise begibst. Es würde mich freuen, wenn dir ACT und PEP so viel nutzen können wie mir.

Wir zwei

Wir beide werden dich durch dieses Buch begleiten. Das Buch ist als ein Selbsthilfebuch für Menschen angelegt, die mit schwierigen Gefühlen oder Gedanken ringen und dabei immer wieder leidvoll erfahren, dass sie ihr eigentliches, besseres, erfüllteres, glücklicheres Leben verfehlen. Dazu gehören einerseits alle, die konkret Hilfe im Umgang mit Ängsten, Depressionen, Burn-out, Reizbarkeit und Ähnlichem suchen. Das, worum es geht, ist aber viel weiter gefasst. Denn alle Menschen erfahren Schmerzen und Leid, und alle Menschen kämpfen darum, ihren eigenen Weg zu beschreiten. Und deshalb geht es nicht um Tipps und Tricks zur Bewältigung einzelner Probleme, sondern um die Erfüllung deiner Werte, Sehnsüchte und Träume.

An dieser Stelle ist allerdings ein Hinweis wichtig: Ein Selbsthilfebuch kann keine Therapie ersetzen. Wenn du von starken körperlichen Symptomen betroffen bist, dich ständig schlecht fühlst oder an Selbstmord denkst, nimm unbedingt die Hilfe einer Ärztin oder eines Psychotherapeuten in Anspruch. Wenn du bereits in einer psychotherapeutischen Behandlung bist, kann dieses Buch sie in jedem Fall unterstützen und bereichern.

Vielleicht wird dir bei der Lektüre auffallen, dass der Sprachstil nicht einheitlich ist. Wie gesagt, wir sind zwei Autoren und dabei zwei ganz unterschiedliche Menschen, und wir finden es gut, dass das in diesem Buch auch erkennbar wird, ohne dass wir allerdings jeweils dazu sagen, welche Passagen von wem geschrieben sind. Vielleicht macht es dir ja Spaß, zu raten.

An dieser Stelle noch ein Wort zum Thema gendergerechte Sprache. Uns ist es ein wichtiges Anliegen, alle Geschlechter auf respektvolle Weise anzusprechen und sichtbar zu machen. Allerdings wollten wir darauf auch nicht allzu viel Mühe und Akribie verwenden. Aus diesem Grund gibt es in diesem Buch keine einheitliche Regelung. Das heißt, wir benutzen an einigen Stellen das generische Maskulinum, an anderen die weibliche Form, mit der aber auch alle anderen gemeint sind. Auf Sternchen oder Binnen-Is haben wir aus ästhetischen Gründen verzichtet.

2 Einführung

In diesem Kapitel lernst du die beiden diesem Buch zugrundeliegenden Verfahren ACT (Akzeptanz- und Commitment-Therapie) und PEP (Prozess- und Embodimentfokussierte Psychologie) kennen. Außerdem stellen wir dir mit dem Choice-Point-Modell ein praktisches Handwerkszeug vor, das beide Verfahren elegant zusammenführt und dich durch dieses Buch begleiten wird.

2.1 Was ist ACT?

ACT steht als Abkürzung für Akzeptanz- und Commitment-Therapie und bezeichnet ein Psychotherapieverfahren in der Tradition der kognitiven Verhaltenstherapie. ACT ist aber insofern ein komisches Therapieverfahren, als es nichts therapieren möchte. Es geht nicht darum, eine Depression, einen Burn-out, eine Angststörung oder sonst irgendeine andere Störung wegzumachen. ACT verfolgt einen radikal anderen Weg: Es geht darum, Menschen dabei zu unterstützen, ihr Leben so zu leben, dass sie mit ganzem Herzen Ja dazu sagen können. Ziel ist ein insgesamt gelingendes, sinnerfülltes Leben, ein Leben in Übereinstimmung mit dem, was uns von tiefstem Herzen wichtig ist. Das Überraschende ist, dass ACT trotzdem als Therapieverfahren im klassischen Sinne funktioniert. ACT ist in hohem Maße evidenzbasiert, und es gibt inzwischen eine überwältigende Fülle von Wirksamkeitsstudien, die zeigen, dass ACT bei allen Problemen, mit denen wir es in der psychotherapeutischen Praxis zu tun haben, wirksam ist (Gloster, Walder, Levin, Twohig & Karekla, 2020).

Aber wie kann ACT uns dabei helfen, unseren ganz eigenen Weg zu finden und zu gehen? Oder anders gefragt: Warum leben wir denn nicht automatisch unser Leben in Übereinstimmung mit dem, was uns wichtig ist? Genau darum geht es in diesem Buch. Ein entscheidender Grund, warum wir unser eigentliches Leben verfehlen können, liegt darin, dass wir zu sehr damit beschäftigt sind, gegen unangenehme Gefühle zu kämpfen, und von diesem Kampf gegen uns selbst vollkommen absorbiert sind. Ein anderer Grund ist, dass wir manchmal in Gedanken oder Regeln verstrickt sind, die bestimmte Verhaltensweisen als alternativlos erscheinen lassen, obwohl gerade sie uns immer mehr von unserem Weg abbringen und häufig selbst zum Problem werden. Ein dritter wichtiger Grund ist, dass wir uns darüber täuschen können, was für ein Leben wir uns wirklich wünschen. Manchmal leben wir einfach das, was uns von unserer Familie, den Freunden, der Gesellschaft als wünschenswert vorgegeben wird. Oder wir glauben, ein bestimmtes Ziel sei uns wichtig, verfolgen es aber nur, um Angst oder ein schlechtes Gewissen zu vermeiden. ACT hilft, eine klare Orientierung zu bewahren und unseren Weg trotz aller Widrigkeiten zu verfolgen.

2.2 Was hat es mit dem Klopfen auf sich?

Vielleicht kennst du das: Manchmal fassen wir uns in Situationen, in denen wir nervös oder angespannt sind, unwillkürlich ins Gesicht. Das sieht vielleicht etwas uncool aus, ist aber nachgewiesenermaßen ein wirksames Mittel zur Stressreduktion (Pfeiffer, 2023). Klopfen im Rahmen von Coaching oder Psychotherapie funktioniert ganz ähnlich, nur eben nicht unwillkürlich, sondern absichtlich und in einer strukturierten Form.

Wann dieses Klopfen in der Psychotherapie erstmals systematisch als Technik im Umgang mit schwierigen Emotionen angewendet wurde, ist gar nicht so leicht zu sagen. Da die gängigen Klopftechniken alle mit klassischen Akupunktur- bzw. Akupressurpunkten arbeiten, gründen sie letztendlich in der traditionellen chinesischen Medizin.

Wir wollen hier aber nicht en détail die Geschichte des Klopfens nachzeichnen, sondern nur ein paar besonders prägnante Entwicklungsschritte festhalten. Wer dabei nicht fehlen darf, ist Roger Callahan. Callahan, eigentlich kognitiver Verhaltenstherapeut, hatte einen Akupunktur-Kurs besucht und wollte das dann für seine therapeutische Arbeit nutzen. Sein „Versuchskaninchen" war dabei eine bis dahin therapieresistente Patientin mit einer schweren Wasserphobie. Das heißt, sie konnte weder Wasser sehen, berühren oder auch nur daran denken, ohne heftige Angst und sogar richtige Panikattacken zu bekommen. Callahan bat sie, an Wasser zu denken – was unmittelbar heftige Emotionen in ihr hervorrief – und gleichzeitig einen bestimmten Akupunkturpunkt im Gesicht zu beklopfen. Was er dann erlebte, war eine Art Wunderheilung: Durch einmalige Intervention verschwand die Phobie komplett und tauchte nie wieder auf. Das war der Startpunkt für die Entstehung der sogenannten Thought Field Therapy (TFT), deren Kern eben die Verbindung imaginativer Exposition – also die intensive Vorstellung dessen, was die belastende Emotion auslöst – mit verschiedenen Klopfabfolgen ist.

Das war in den 1980er-Jahren. Etwa zehn Jahre später trat dann ein anderer Akteur auf den Plan, und das war Gary Craig, der nicht aus dem therapeutischen Bereich kam, sondern gelernter Ingenieur, Coach und NLP-Praktiker war. Craig hatte einen TFT-Kurs bei Callahan besucht, war schwer beeindruckt, fand das Ganze aber zu kompliziert und reduzierte deshalb die Dutzenden unterschiedlichen Klopfabfolgen von Callahan auf eine standardisierte Klopfsequenz. Damit war die Emotional Freedom Technique, kurz EFT, geboren.

Die EFT ist bis heute eine der bekanntesten Klopftechniken, die in Therapie und Coaching eingesetzt werden. Genauso wie die Thought Field Therapy von Callahan gilt sie allerdings als unwissenschaftlich, obwohl es inzwischen eine ganze Reihe von Studien gibt, die eindrucksvoll belegen, dass das Klopfen insbesondere bei Angststörungen gut funktioniert. Für den Vorwurf der Unwissenschaftlichkeit gibt es jedoch zwei nachvollziehbare Gründe. Der erste liegt in der zugrunde gelegten Wirkhypothese: Sowohl TFT als auch EFT begründen das, was sie tun, analog der chinesischen Medizin mit ominösen Energieflüssen im Körper. Danach beeinflusst das Klopfen das körpereigene Meridiansystem, sodass die Lebensenergie wieder frei fließen kann. Leider lässt sich diese Wirkhypothese wissenschaftlich nicht nachvollziehen – ganz im Gegenteil: Studien legen eher nahe, dass sie schlichtweg falsch ist (Pfeiffer, 2023).

Der zweite Grund ist ein allumfassendes Heilsversprechen der beiden Therapieformen:

Laut Craig ist die „Ursache für *alle* negativen Emotionen ... eine Störung im Energiesystem des Körpers“ (zitiert nach Pfeiffer, 2023, S. 20). Und Callahan behauptet, dass jede psychiatrische Erkrankung und jedes psychische Problem durch ein Ungleichgewicht im Energiesystem hervorgerufen wird und deshalb auch mit seiner Methode behandelt werden kann. Nach Meinung vieler wissenschaftlich orientierter Psychotherapeuten haben sich beide damit ins esoterische Abseits begeben.

Warum das Klopfen funktioniert, ist tatsächlich immer noch nicht abschließend geklärt. Es gibt aber eine Reihe von Wirkhypothesen, die gut mit dem neuesten Stand der Neurowissenschaften vereinbar sind. Eine schöne Zusammenfassung (auch über die Geschichte der Klopftechniken und die aktuelle Studienlage) gibt das Buch „Emotionale Erinnerung – Klopfen als Schlüssel für Lösungen“ von Antonia Pfeiffer (2023).

Die Voraussetzung dafür, dass das Klopfen inzwischen in den Kanon der wissenschaftlich anerkannten Psychotherapieverfahren aufgenommen worden ist, hat im Wesentlichen Michael Bohne mit der Entwicklung seiner Prozess- und Embodimentfokussierten Psychologie (PEP) geschaffen.

2.3 Was ist PEP?

Michael Bohne, der vor seinem Medizinstudium eine Ausbildung zum Physiotherapeuten gemacht hatte, war von Anfang an sensibilisiert für den engen Zusammenhang zwischen körperlichen Berührungen und emotionalen Veränderungen. In seiner späteren Arbeit als Psychiater und Psychotherapeut setzte er sie dann immer wieder erfolgreich ein. Er erlebte also die Wirksamkeit tagtäglich und unmittelbar, und deshalb war es ihm ein Anliegen, das Klopfen aus der Esoterik-Ecke herauszuholen. „Zu Beginn“, so Bohne, „war es mir lediglich wichtig, die Klopf-Techniken zu entmystifizieren und der wissenschaftlichen Untersuchbarkeit zuzuführen, hatte ich doch beobachtet, dass viele psychotherapeutisch arbeitende Kolleginnen und vor allem Kollegen erhebliche Ressentiments gegenüber den Klopf-Techniken hegen“ (Bohne & Ebersberger, 2019, S. 17).

Das ist ihm gründlich gelungen. Hilfreich war dabei vermutlich auch, dass sich parallel das Paradigma der „multisensorisch-bifokalen Achtsamkeit“ Bahn gebrochen hatte. Der Begriff wurde von Maarten Aalberse geprägt (Aalberse, 2012). Gemeint sind damit generell Techniken, bei denen der Fokus der Aufmerksamkeit gleichzeitig auf ein belastendes Gefühl und auf einen körperlichen Stimulus gerichtet wird. Dabei ist auch das Verständnis dafür gewachsen, welche neuronalen Prozesse für die Wirksamkeit dieser Techniken ausschlaggebend sind. Das Paradigma der „bifokalen Achtsamkeit“ bzw. der „bifokalen Stimulation“ hat die Forschung in verschiedenen Bereichen beflügelt, und inzwischen gibt es eigene Kongresse, die sich genau damit beschäftigen. Ein bekanntes Verfahren aus diesem Bereich ist das EMDR (Eye Movement Desensitization and Reprocessing), das vielfach in der Angst- und Traumatherapie eingesetzt wird und in erster Linie mit einem visuellen Stimulus arbeitet.

PEP ist heute allerdings viel mehr als einfach nur eine Weiterentwicklung und konzeptionelle Neuausrichtung der Klopftechniken. Das liegt daran, dass Michael Bohne nicht bei seinem Entmystifizierungsprojekt stehen geblieben ist, sondern auch untersucht hat, warum das Klopfen bei 10–20 % der Patienten keine Wirkung zeigt. Er ist dabei auf kognitive Muster gestoßen, die regelmäßig einer Verbesserung auf der emotionalen Ebene im Weg stehen. Bohne nennt diese hemmenden kognitiven Muster die „Big-5-Lösungsblockaden“, und er hat konkrete Techniken entwickelt, sie aufzulösen. Mit diesen fünf Lösungsblockaden werden wir uns in diesem Buch noch genauer beschäftigen.

2.4 Das „Choice-Point-Modell“ für ein selbstbestimmtes Leben

Ein äußerst praktisches und ziemlich geniales Modell, mit dem wir ACT, Klopfen und PEP zusammenbringen, hat der australische Psychotherapeut Russ Harris entwickelt. Harris, der einer der führenden Protagonisten in der ACT-Szene ist, hat mehrere Bücher geschrieben, in denen es immer wieder darum geht, wie wir unser glückliches Leben gerade dadurch verfehlen, dass wir verzweifelt versuchen, Glücksmomenten hinterherzujagen, sie festzuhalten und gleichzeitig schwierige Emotionen wie Angst, Frust, Traurigkeit etc. unbedingt zu vermeiden. Einer seiner bekanntesten Titel ist „Wer dem Glück hinterherrennt, läuft dran vorbei“ (Harris, 2009) oder im englischen Original „The Happiness Trap“.

Harris nennt sein Modell das „Choice-Point-Modell“. Es wäre zweifellos interessant, detailliert darauf einzugehen, wie es theoretisch begründet ist und wie die psychotherapeutische und lerntheoretische Grundlagenforschung, aus der sich die ACT entwickelt hat, in dieses Modell eingeflossen ist. Das würde aber ein eigenes Buch ergeben, und tatsächlich ist es für unser Anliegen auch gar nicht notwendig. Denn ein zentraler Punkt für die Schönheit und Praktikabilität dieses Modells ist gerade seine Einfachheit. Die Grundidee ist folgende: Wir leben unser Leben, Tag ein, Tag aus, und auf unserem Lebensweg kommen wir immer wieder an Punkte, an denen wir eine Entscheidung treffen müssen (deshalb heißt das Modell „Choice-Point-Modell“): In welche Richtung will ich gehen? Gehe ich nach rechts, so bedeutet das, dass ich mich mit dem, wie ich in dieser speziellen Situation handle, in Übereinstimmung befinde mit dem, was mir wichtig ist. Gehe ich nach links, heißt das, dass ich mich mit meinem Handeln in Widerspruch zu meinen Werten begebe und mich von dem entferne, was mir wirklich am Herzen liegt.

Was ist ein Choice Point?

„Ein winziger Moment in Raum und Zeit, wo es möglich ist, eine bewusste Entscheidung zu treffen, eine Entscheidung zwischen wertorientiertem Handeln und nicht-wertorientiertem Handeln. An diesem Punkt innezuhalten, durchbricht alte automatisierte Reiz-Reaktionsmuster, verschafft uns psychische Flexibilität und damit mehr Handlungsspielraum.“ (Klingen, 2021, S. 257)

Wie sich das grafisch darstellen lässt, siehst du in der Abbildung 2-1. Die Darstellung stammt aus einem Stress-Resilienz-Workshop, den wir mit Führungskräften durchgeführt haben. Um das Modell deutlich zu machen, war unsere erste Frage an die Teilnehmerinnen: „Was ist Ihnen – nicht nur im Job, sondern ganz allgemein – im Leben wichtig?“ Wie man sieht, wurden aus der Gruppe heraus ganz unterschiedliche Dinge genannt wie etwa „Familie“, „Herausforderung“, „Harmonie“, „für andere etwas Gutes tun“, „Selbstbestimmung“ oder „Gerechtigkeit“. Diese Nennungen werden rechts unten gesammelt. Sie bilden die Kriterien für richtiges Handeln. Mit ihnen kann man die verschiedenen Handlungsoptionen, die am Choice-Point zur Verfügung stehen, analysieren und jeweils entscheiden, ob sie in die richtige Richtung führen. Theoretisch weiß man damit in jedem Fall, was richtig ist und was falsch. Aber wie sieht es in der Praxis aus? „Verhalten Sie sich auch dementsprechend, oder biegen Sie trotzdem immer wieder falsch ab? Was sagt Ihre Erfahrung?“ Das war die nächste Frage an die Workshop-Teilnehmerinnen. Die waren ehrlich genug zuzugeben, dass sie sich in der Realität häufig anders verhalten.

Doch wie kommt das? Es ist ja ziemlich verrückt, das Gegenteil von dem zu tun, was man eigentlich will. Um die Gründe herauszufinden, haben wir mit den Teilnehmerinnen im Workshop analysiert, welche schwierigen Gefühle und Gedanken im Weg stehen und in die falsche Richtung ziehen. Den Emotionen auf die Schliche zu kommen, die dabei eine Rolle spielen, war verhältnismäßig einfach. Den Teilnehmerinnen war unmittelbar klar, dass sie manchmal Angst haben, sich so zu verhalten, wie es für sie eigentlich richtig wäre. Manchmal sind es auch Wut oder Empörung, die zu impulsiven Handlungen führen. Manchmal sind es Unsicherheit oder ein schlechtes Gewissen, die im Weg stehen. Und manchmal fühlen sie sich einfach erschöpft oder mutlos und handeln deshalb nicht so, wie sie eigentlich möchten.

Hinderliche Gedanken zu identifizieren, ist da schon etwas schwieriger. Das liegt daran, dass diese Gedanken häufig einfach im Hintergrund präsent sind und Einfluss ausüben, ohne dass sie explizit bewusst sind. Diese Gedanken sind so tief verankert, laufen so automatisiert ab, dass man ihnen häufig automatisch folgt, ohne sie infrage zu stellen. Man muss bewusst die Aufmerksamkeit auf sie richten, um zu verstehen, wie sie wirksam sind.

Auf welche Gedanken, die immer wieder im Weg stehen, sind unsere Workshop-Teilnehmerinnen also gekommen? Das, was wir gemeinsam herausgearbeitet haben, ist in der Grafik links unten zusammen mit den schwierigen Emotionen zu sehen. Die Nennungen in der Gruppe waren zum Beispiel: „Ich darf mir keine Blöße geben!“, „Ich darf niemanden enttäuschen!“, „Was sollen die von mir denken?“, „Ich bin nicht gut genug!“, „Ich muss vernünftig sein!“, „Ich gehöre nicht dazu!“ oder „Ich darf mich nicht aufdrängen!“.

Links oben in der Grafik haben wir dann festgehalten, zu welchen Verhaltensweisen diese Gefühle und Gedanken bei den Teilnehmerinnen typischerweise führen. Genannt wurden hier etwa „Aggression“, „Rückzug“, „mich anpassen“, „essen“, „Aktionismus“, „Passivität“, „aufschieben“ oder „im Internet versumpfen“. Eine Teilnehmerin sagte: „Ich mache Dinge, die ich nicht will, und die Dinge, die ich eigentlich machen will, mache ich nicht.“ Das trifft es ziemlich auf den Punkt.

Rechts oben haben wir im Anschluss notiert, welche Handlungen grundsätzlich geeignet sind, die Werte der Teilnehmerinnen (rechts unten) mit Leben zu füllen.

Das Choice-Point-Modell, das die Grafik zeigt, ist natürlich ein wenig abstrakt, weil ja auch die Fragestellung sehr allgemein gehalten war („Was ist Ihnen ganz allgemein wichtig?“, „Was könnte dabei im Weg stehen?“ ...) und die Nennungen

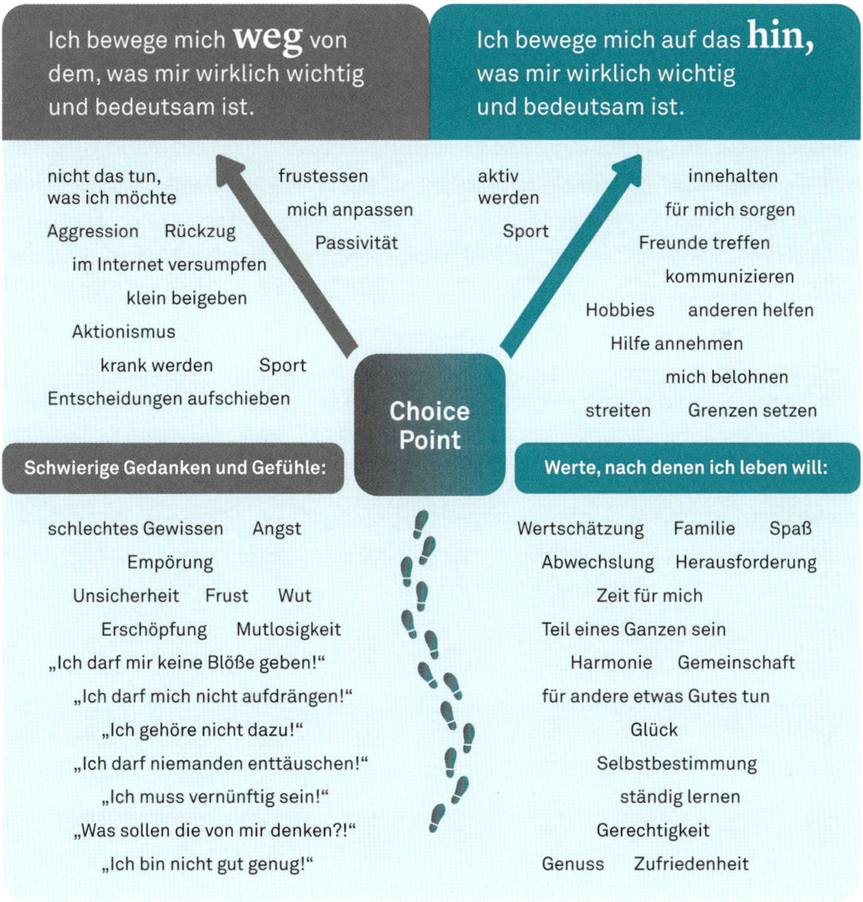

Abbildung 2-1: Das Choice-Point-Modell von Russ Harris aus einem Resilienz-Workshop

nicht von einer einzelnen Person, sondern von mehreren Personen mit ganz unterschiedlichen Wünschen, Sehnsüchten, Befürchtungen und Hoffnungen stammen. Uns ging es einfach darum, das Prinzip zu verdeutlichen. Und es stellte sich auch als äußerst hilfreich heraus, sich in dieser Allgemeinheit damit auseinanderzusetzen, was einem wichtig ist, was dabei im Weg stehen könnte und welche Handlungen und Verhaltensweisen eher in Übereinstimmung mit den eigenen Werten stehen und welche davon wegführen. Das Modell ist aber auch dazu geeignet, eine konkrete Situation zu analysieren. Wir möchten das gerne an einem kurzen Ausschnitt aus einer Therapiestunde mit Frau M verdeutlichen.

Frau M ist in einer Bank beschäftigt. Sie liebt ihren Beruf und ist darin auch ziemlich erfolgreich. Vor zwei Monaten wurde sie in eine Führungsposition befördert, was sie sehr gefreut hat, gleichzeitig aber eine gewisse Belastung darstellt, weil die neue Position mit noch mehr Arbeit verbunden ist und Frau M bei manchen Mitarbeitern in ihrem Team – insbesondere bei einem, der sich selbst Hoffnungen auf die Beförderung machte –, Schwierigkeiten hat, als Chefin anerkannt zu werden.

Vor einem Jahr hat sich Frau M von ihrem Mann getrennt und kümmert sich seitdem allein um die gemeinsame zwölfjährige Tochter. Sie kam in die Therapie, weil sie seit einiger Zeit an Schlafproblemen leidet. Sie wacht mitten in der Nacht auf und kann dann stundenlang nicht mehr einschlafen. Das führt auch dazu, dass sie meistens müde ist, sich schlecht konzentrieren kann und sich Sorgen macht, dass sie den Anforderungen im Beruf und als Mutter nicht mehr gewachsen ist. Frau M spürt häufig Nervosität, Unruhe bis hin zu heftiger Angst, die sie sich nicht erklären kann, weil sie sie sozusagen aus dem Blauen heraus ohne Anlass überfällt.

Frau M wird uns später im Buch wieder begegnen.

Zur heutigen Sitzung erscheint sie einigermaßen aufgebracht, weil es eine unangenehme Situation mit einem Mitarbeiter gegeben hat, die ihr immer noch nachhängt.

Therapeut	Frau M, schildern Sie doch einmal die Situation. Wie war denn das genau?
Frau M	Es ging um den Bericht, den mein Mitarbeiter Herr S – Sie wissen schon, das ist der, der selbst gern Chef werden wollte – erstellen sollte, und er hat ihn mir mittags dann auch gemailt, aber wie ich reinschaue, ist er nicht so, wie es vereinbart war. Das, was er abgeliefert hat, war überhaupt nicht zu gebrauchen. Ich bin dann rüber in sein Zimmer gegangen, um ihm zu sagen, dass er da noch mal ranmuss, aber er meinte lediglich mit so einem blöden Grinsen im Gesicht,

doch, doch, der Bericht sei genau so, wie wir es abgesprochen hatten, und außerdem hätte er jetzt keine Zeit mehr, weil er sich am Nachmittag freigenommen hat.
Und wissen Sie, ich war einfach völlig perplex. Das war überhaupt nicht so abgesprochen, das war einfach eine dreiste Lüge, und der Bericht musste fertig werden, der war ja Teil einer Beschlussvorlage für die Vorstandssitzung am nächsten Tag, und außerdem kann sich Herr K nicht einfach freinehmen, ohne das vorher mit mir abzustimmen. Und ich war so wütend und gleichzeitig irgendwie erstarrt. Ich stehe da sozusagen mit offenem Mund und weiß überhaupt nicht, was ich tun soll. Ich bin dann einfach wortlos aus dem Zimmer rausgegangen. Gott sei Dank war dann noch Frau F da, die mir geholfen hat, den Bericht zu überarbeiten, obwohl die eigentlich schon viel zu viel mit ihren eigenen Aufgaben zu tun hat und extra für mich länger geblieben ist.

Therapeut Da war also diese Wut, Erstarrung, was waren da noch für Gefühle?

Frau M (zögerlich) ... Angst, ich hatte Angst, ... und ich habe mich auf einmal so klein gefühlt.

Das war also die konkrete Situation, in Bezug auf die wir gemeinsam das Choice-Point-Modell erstellt haben. Das Ergebnis sieht man in Abbildung 2-2.

Was ist Frau M in ihrer Rolle als Führungskraft wichtig? Einerseits ist das Leistung. Frau M ist ehrgeizig und hat schon ganz früh als Kind gelernt, dass man sich anstrengen muss. Andererseits sind es aber auch Dinge wie Teamgeist, Fairness, Gerechtigkeit, zusammen etwas zu schaffen, worauf man gemeinsam stolz sein kann. Und sie möchte Anerkennung gerade als Führungskraft, die nicht selbstsüchtig und autoritär agiert, sondern sich kümmert, für das Team da ist und jeden Einzelnen mitnimmt.

Nichts davon hat sie allerdings in dieser Situation erreicht. Dass Herr S mit seinem Verhalten durchkommt, sich wieder einmal nicht an die Teamregeln hält (nämlich zum Beispiel, dass man absprechen muss, wann man sich freinehmen kann), dass Frau M zusammen mit einer Mitarbeiterin in Zeitnot den Bericht überarbeitet und damit seine Arbeit erledigt: All das ist mit Teamgeist, Fairness, Gerechtigkeit, der Idee, gemeinsam etwas zu schaffen, nicht vereinbar. Frau M hätte in dieser Situation, wie sie selber sagt, klare Grenzen setzen und darauf bestehen müssen, dass Herr S seine Aufgabe wie abgesprochen erledigt.

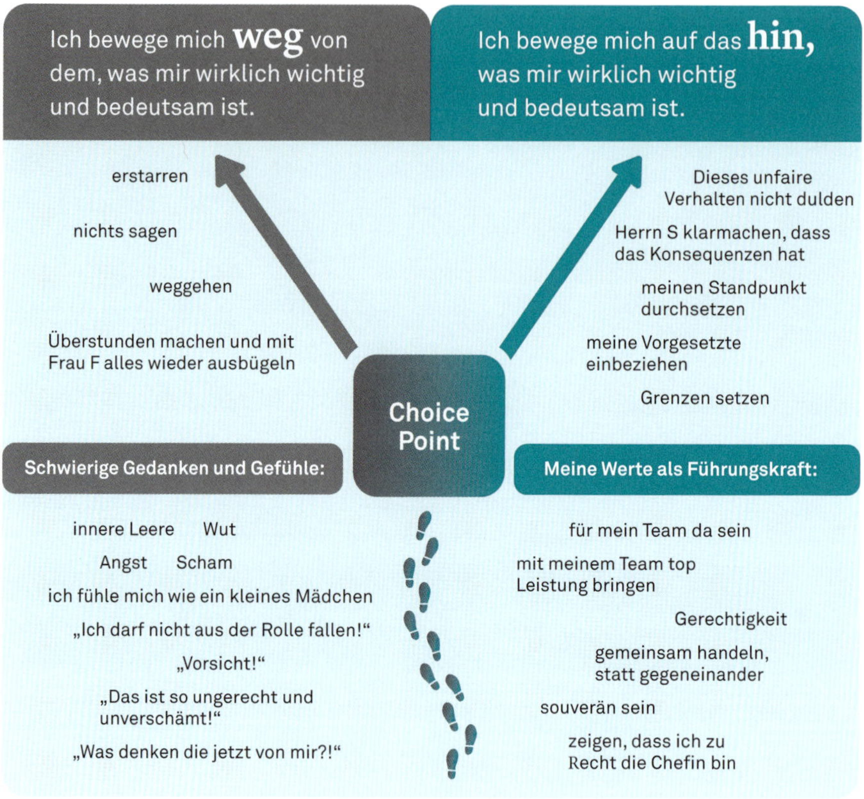

Abbildung 2-2: Das Choice-Point-Modell für Frau M

Dazu war Frau M in dieser Situation allerdings nicht in der Lage. Wie sie beschreibt, ist sie regelrecht erstarrt, war gelähmt von einer diffusen Angst, obwohl sie Herrn S spontan am liebsten hätte anschreien wollen, und – wie Frau M herausgefunden hat, als wir gemeinsam über diese Situation gesprochen haben – sie war gefangen in einem Gewirr von unklaren Gedanken wie etwa „Ich darf nicht aus der Rolle fallen!“, „Ich fühle mich so klein!“, „Das ist so ungerecht!“ und „Was denken die denn von mir?!“

Aber wie hätte Frau M mit diesen Gefühlen und Gedanken besser umgehen können?

Genau darum geht es in diesem Buch. Im Weiteren wollen wir uns die beiden Seiten – also einerseits: was hilft einem, seinen Weg zu gehen, und andererseits: wie kann man Hindernisse und Blockaden, die einen davon abhalten, effektiv abräumen – etwas systematischer ansehen.

Übung: Erstelle dein eigenes Choice-Point-Modell!

Du brauchst dazu ein Blatt Papier, einen Stift und etwas Zeit.

Schreibe zuerst auf, welche typischen herausfordernden Situationen immer wieder in deinem Leben eintreten.

Zeichne dann ein Kreuz auf das Blatt, sodass vier Felder entstehen, und notiere:

- links unten: Welche schwierigen Gedanken, Gefühle, Empfindungen, Bilder, Erinnerungen etc. sind in diesen Situationen anwesend?
- links oben: Zu welchen Verhaltensweisen führen diese Gedanken oder Emotionen in diesen Situationen? Gibt es generell Verhaltensweisen, die dich immer wieder in Widerspruch zu deinen Werten bringen?
- rechts unten: Was ist dir im Leben wichtig? Was für ein Mensch möchtest du sein?
- rechts oben: Was kannst du tun, um das, was dir wichtig ist, mit Leben zu füllen? Welche Handlungen und Verhaltensweisen zahlen auf das ein, was für dich bedeutsam ist?

Du kannst die vier Felder des Modells in dieser Reihenfolge, also ausgehend von den herausfordernden Situationen, ausfüllen. Du kannst aber auch – wie wir es im Resilienz-Workshop gemacht haben – rechts unten bei dem anfangen, was dir wichtig ist.

2.5 Hin und weg

Wenn wir in Übereinstimmung mit unseren Werten und Bedürfnissen handeln, geht es uns gut, selbst wenn es manchmal etwas anstrengend sein sollte. Wir erleben uns als selbstwirksam, authentisch und in Kongruenz mit uns selbst. Die rechte Seite ist gleichbedeutend mit einem Leben in seelischer Gesundheit. Wenn wir im Widerspruch zu unseren Werten und Bedürfnissen leben, ist das dagegen zermürbend und führt immer mehr in die innere Erschöpfung. Wir erleben uns als gefangen, nicht wirksam und unauthentisch. Das Interessante ist, dass das weitgehend unabhängig von den äußeren Umständen ist. Natürlich geraten wir immer wieder in Situationen, die objektiv schwierig und außerordentlich belastend sind und nur ganz wenige Entscheidungsmöglichkeiten offenlassen. Tatsächlich gibt es aber in jeder Situation eine Wahl zwischen richtigem, wertekonsistentem Handeln und einem falschen Handeln, mit dem man sich und seine Werte verrät. Der österreichische Arzt und Psychotherapeut Viktor Frankl hat das in seinem Buch „Trotzdem Ja zum Leben sagen" (Frankl, 2018) sehr eindrucksvoll beschrieben. Frankl schildert darin, wie er als KZ-Insasse die Entscheidung treffen musste, ob er als Arzt bei den Kranken, um die er sich – so gut es ging – kümmerte, im Lager bleiben oder sich dem Fluchtversuch von Freunden anschließen sollte. Viktor Frankl blieb dann bei „seinen" Kranken, obwohl er verzweifelt wenig für sie tun konnte. Und er hielt sich im KZ immer mit der Idee aufrecht, wie er hinterher Vorträge halten würde, um Menschen in ihrer Not und Hoffnungslosigkeit zu zeigen, wie es möglich ist, auch unter inhumansten Bedingungen Sinn im Leben zu finden.

Was also hilft einem, ein Leben zu leben, zu dem man von ganzem Herzen Ja sagen kann? Und was behindert einen darin? Eine Übersicht gibt die Abbildung 2-3.

Aus dieser Übersicht ergibt sich auch der weitere Aufbau unseres Buches. Wir werden zunächst der Reihe nach die hinderlichen Faktoren auf der linken Seite beschreiben und dir Techniken an die Hand geben, um sie zu entschärfen. Im zweiten Schritt zeigen wir dir, wie du die positiven Faktoren auf der rechten Seite üben und kultivieren kannst.

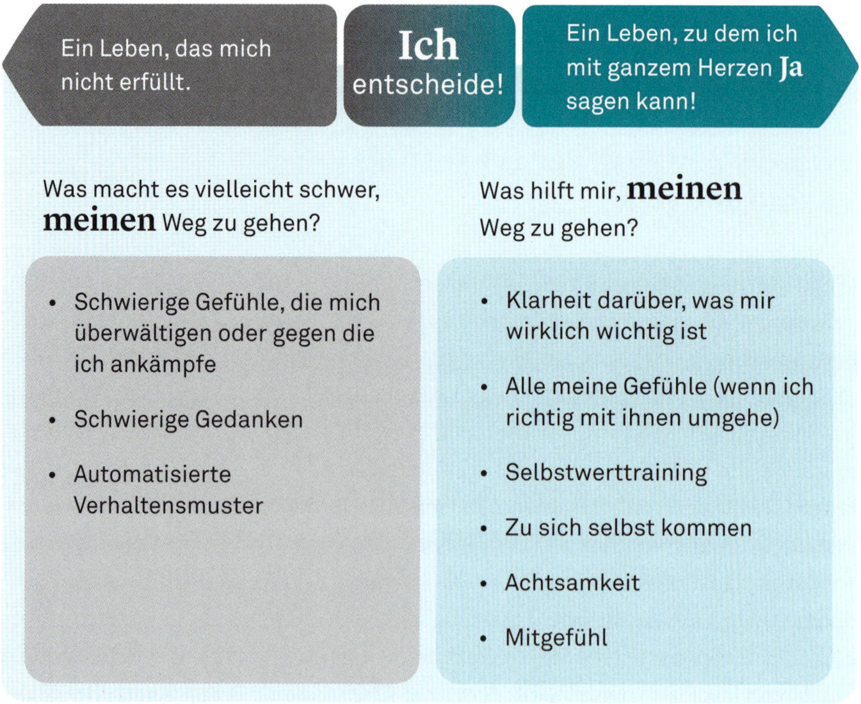

Abbildung 2-3: Hindernisse und Ressourcen auf dem Weg zu einem erfüllten Leben

3
Was macht es schwer, seinen Werten zu folgen?

Es ist oft nicht einfach, ein gutes Leben zu führen, welche Vorstellung du auch immer davon haben magst. Wenn es herausfordernd wird, haben wir Menschen eine sehr starke Tendenz, Dinge zu machen, die wir eigentlich nicht wollen – und die Dinge, die wir im Grunde unseres Herzens tun wollen, nicht zu tun. In diesem Kapitel beleuchten wir den Einfluss belastender Gefühle und Gedanken auf unser Verhalten und zeigen dir, wie du PEP und ACT ganz konkret nutzen kannst, um dich in Richtung eines glücklichen und zufriedenen Lebens zu bewegen.

3.1 Schwierige Gefühle

> „Die Depression gleicht einer schwarzen Dame. Wenn sie dich besucht, biete ihr einen Tee an und höre, was sie dir zu sagen hat."

Diese Metapher wird Carl Gustav Jung, einem berühmten Psychiater und dem Begründer der sogenannten Analytischen Psychologie, zugeschrieben. Gefühle, die angenehmen wie die unangenehmen, sind auch aus Sicht der Akzeptanz- und Commitment-Therapie unsere Freunde, unsere Verbündeten. Sie können uns wichtige Informationen über unsere psychischen Bedürfnisse (wie Zugehörigkeit, Anerkennung, Autonomie usw.) geben. Wenn das Leben uns das gibt, was wir uns wünschen, genießen wir wahrscheinlich angenehme Gefühle von Freude, Zufriedenheit oder tiefer Verbundenheit. Manchmal ist das Leben aber hart und es ist nicht gut bestellt um unsere persönlichen Bedürfnisse, und unangenehme Gefühle wie Traurigkeit, Angst, Einsamkeit und Verzweiflung treten auf.

3.1.1 Warum ist das mit den Gefühlen so kompliziert?

Sicher kennst du das Gesellschaftsspiel „Mensch, ärgere dich nicht!“. Und bestimmt hast du schon oft Sätze gehört wie „Hab keine Angst!“ oder „Du könntest dich ruhig etwas mehr freuen!“. Aber funktioniert das überhaupt? Können wir beispielsweise Ärger, den wir in diesem Moment erleben, willentlich einfach ausschalten? Oder Freude empfinden, obwohl wir eigentlich gerade traurig sind? Wahrscheinlich möchtest auch du nur angenehme Gefühle wie Freude und Zuneigung erleben und würdest Angst und Ärger am liebsten loswerden. Wir können uns jedoch die Gefühle, die wir erleben, nicht aussuchen. Im Gegenteil: Vielleicht hast du es auch schon mal erlebt, dass wir ein bestimmtes Gefühl gerade dann nicht erfahren, wenn wir intensiv versuchen, es zu erleben. Ebenfalls von Carl Gustav Jung stammt der Gedanke: Die Tür zum Glück geht nach innen auf. Wer sie einzurennen versucht, der verschließt sie nur. (Jung, 1970) Einer von uns beiden Autoren erinnert sich noch lebhaft daran, wie er ein mehrwöchiges Online-Training mit sogenannten „Glücksübungen“ der Positiven Psychologie mit übergroßem Ehrgeiz und Verbissenheit absolvierte – und sich in dieser Zeit so unglücklich fühlte wie selten.

Es ist so, dass alle Gefühle, auch die unangenehmen, zu einem vollständigen Leben dazugehören. All diese Gefühle geben uns Auskunft über unsere Bedürfnisse und über die Situation, in der wir uns befinden. Angenehme Gefühle zeigen uns, dass wichtige Bedürfnisse erfüllt sind. Unangenehme Gefühle zeigen uns wiederum, dass wichtige Bedürfnisse nicht erfüllt sind (wir vertiefen diesen Gedanken im nächsten Kapitel). Unsere Gefühle geben uns entsprechende Impulse, uns zu verhalten (zum Beispiel eine bestimmte Situation zu verlassen oder uns zur Wehr zu setzen). Gefühle sind dabei häufig umso stärkere Impulsgeber, je intensiver sie sind. Und diese Impulse können je nach Situation manchmal hilfreich und manchmal nicht hilfreich sein. Du erinnerst dich: Manchmal, vor allem wenn wir es schwer haben im Leben, hängen wir „am Haken“. Gefühle können eine starke Sogkraft entwickeln, uns im Griff haben, unser Bewusstsein dominieren und unser Verhalten auf eine für uns nicht hilfreiche Art bestimmen – und uns letztlich weg von dem Leben ziehen, das wir eigentlich führen möchten. Eine Patientin war während eines Telefonats mit ihrem Freund von ihrer aufkommenden heftigen Wut so überwältigt, dass sie ihr neues Handy gegen die Wand warf, was sie Sekunden später schon bitter bereute. Manchmal gelingt es uns aber auch, uns trotz herausfordernder Gefühle in eine Richtung bewegen, die wir uns für unser Leben wünschen.

Aus Sicht der ACT ist es sehr wichtig, die eigenen Gefühle wahrnehmen zu können und Fähigkeiten zu entwickeln, gut mit ihnen umzugehen. Deshalb möchten wir dich bitten, mal einen kurzen Augenblick innezuhalten und in dich hineinzuhorchen: Wie fühlst du dich gerade, jetzt in diesem Moment? Sind da vielleicht gerade Gefühle von Traurigkeit, Unruhe, Langeweile oder Neugier?

Möglicherweise ist diese Frage für dich nicht einfach zu beantworten. Manche Menschen haben es nicht gelernt, ihre Gefühle in Worte zu fassen. Bei anderen wurden vielleicht im Elternhaus bestimmte Gefühle nicht gelebt oder waren in ihrem Ausdruck verboten (wie Ärger, der nicht gezeigt werden durfte). Manchmal ist es so, als ob wir in Bezug auf unsere Gefühle bestimmte Zimmer einer Wohnung nicht kennen oder nicht bezogen haben. Harlich Stavemann, ein bekannter deutscher Verhaltenstherapeut, hat ein aus unserer Sicht sehr praktisches Modell zur Ordnung unserer Gefühle entwickelt, das wir dir kurz vorstellen möchten (siehe Abbildung 3-1).

Harlich Stavemann beschreibt in seinem Gefühlsstern acht Grundgefühle, die in unterschiedlicher Intensität auftreten können. Die acht Strahlen des Sterns stehen für diese Grundgefühle, die umso intensiver sind, je weiter außen auf den Strahlen und umso weiter entfernt vom Kern der Gleichgültigkeit sie sich befin-

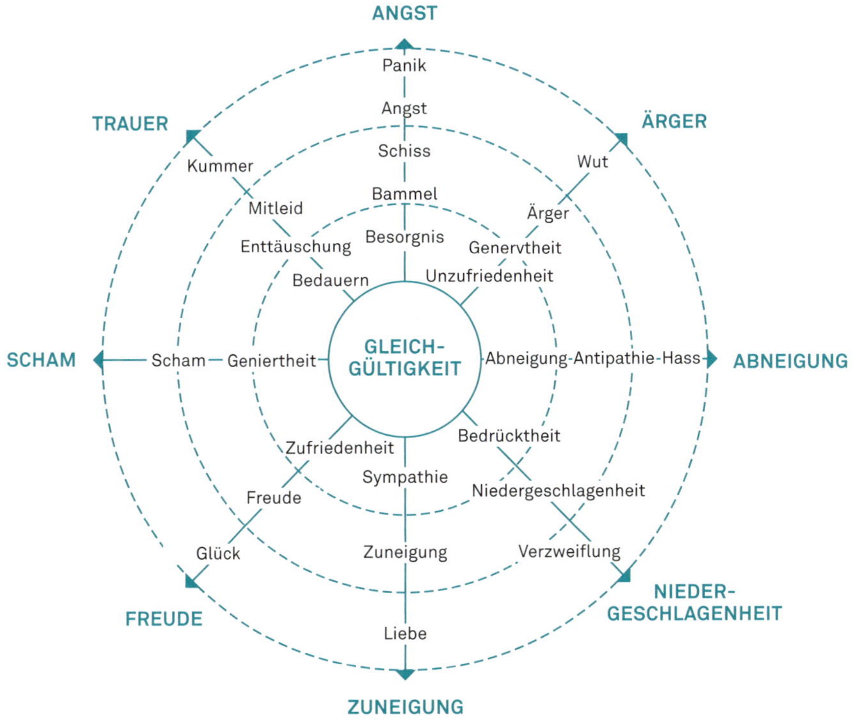

Abbildung 3-1: Der Gefühlsstern von Harlich Stavemann (Stavemann, 2023)

den. Schwach ausgeprägter Ärger könnte Unzufriedenheit sein, stark ausgeprägter Ärger Wut. Je intensiver ein Gefühl, desto intensiver ist in aller Regel die mit ihm verbundene körperliche Erregung. Eine Ausnahme bildet die Niedergeschlagenheit: Hier ist die körperliche Erregung niedriger, je stärker das Gefühl der Niedergeschlagenheit ist. Dir ist vielleicht schon aufgefallen, dass wir leicht von einem Grundgefühl in ein anderes springen, wenn ein Gefühl sehr stark ist. Panik, starke Angst schlägt bei manchen Menschen leicht in Wut um. Einer der Autoren hat zum Beispiel die oft störende Eigenart, dass er, wenn er in großer Sorge um eine geliebte Person ist, gegenüber dieser Person wütend und laut werden kann. Und aus Liebe, starker Zuneigung, kann manchmal Hass, starke Abneigung, werden. Viele Menschen spüren unangenehme Gefühle stärker als angenehme. Das mag evolutionär bedingte Ursachen haben. Für unsere Vorfahren war es wichtig, Gefühle wahrzunehmen, die beispielsweise auf Gefahren hinweisen. Oft fällt es Menschen besonders schwer, sehr intensive Gefühle differenziert zu benennen und einzuordnen.

Manchmal kann das Einordnen und Benennen eines gegenwärtigen Gefühls an sich schon befreiend sein. Die Teilnehmerin einer therapeutischen Gruppe berichtete davon, dass es ihr nach einem Telefonat am Wochenende mit ihrer Mutter anhaltend schlecht gehe und sie selbst ihren gegenwärtigen Zustand nicht begreifen könne. Ihre Sitznachbarin äußerte daraufhin: „Kann es sein, dass du einfach ein schlechtes Gewissen hast?“, was zu einer unmittelbaren Reaktion führte: Der Teilnehmerin, die von ihren unangenehmen Gefühlen berichtet hatte, entfuhr ein kraftvolles: „Genau! Das ist es. Ich habe ein schlechtes Gewissen!“ Sie fühlte sich sehr verstanden in dem Moment und berichtete später, dass das nun in Worte gefasste Gefühl im weiteren Verlauf der Gruppensitzung irgendwann gehen konnte.

Wenn es dir eben schwergefallen sein sollte, deine gegenwärtigen Gefühle in Worte zu fassen, haben wir hier ein weiteres kleines Experiment (aus dem Buch „Der Gefühls- und Bedürfnisnavigator“ von Gerlinde Ruth Fritsch, 2024). Vergegenwärtige dir zunächst noch einmal deine gegenwärtige Situation und richte deine Aufmerksamkeit auf deinen Oberkörper, deinen Bauch-/Brustraum. Gehe dann die Gefühlsbegriffe des Gefühlssterns durch und sprich (wenn du möchtest ruhig laut) das Gefühl oder die Gefühle aus, die deinem Empfinden nach in diesem Moment infrage kommen könnten (zum Beispiel: „Ich spüre gerade Ärger“). Achte dabei darauf, ob du in deinem Körper innere Resonanz oder Stimmigkeit erlebst. Bemerkst du vielleicht, dass deine Körperspannung ein wenig nachlässt? Oder kannst du ein Weitegefühl in deiner Brust beobachten? Auch wenn du dir vorhin sicher warst, welches Gefühl du hattest, probiere trotzdem aus, mehrere

Gefühle zu benennen und auf Stimmigkeit zu überprüfen. Denn vielleicht ist da auch schon wieder ein anderes Gefühl im Vordergrund. Und wenn du ein Gefühl, das du im Moment spürst, benennen konntest, probiere gern aus, wie es sich anfühlt, wenn du den Zusatz „... und das ist in Ordnung" hinzufügst. Wir können etwas Abstand zu einem gegenwärtigen Gefühl schaffen, indem wir es bewusst wahrnehmen und benennen.

Gefühle sind nicht direkt durch Willenskraft veränderbar. Unangenehme Gefühle werden jedoch oft leichter oder verschwinden, wenn wir das ihnen zugehörige Bedürfnis erkennen und angemessen versorgen. Wenn du also ein gegenwärtiges Gefühl für dich benennen konntest, überlege doch mal, worauf es dich gerade hinweisen möchte. Vielleicht weist es dich auf ein bei dir gegenwärtig berührtes Bedürfnis hin; vielleicht auf ein Bedürfnis nach Erholung? Wenn du dir nicht sicher bist, worauf dein gegenwärtiges Gefühl hinweist, probiere doch Folgendes aus: Richte wieder deine Aufmerksamkeit auf deinen Bauch-/Brustraum und benenne dann dein gegenwärtiges Gefühl und ein mit ihm in Verbindung stehendes Bedürfnis. Beispiel: „Ich nehme gerade Ärger wahr. Hat das was mit meinem Bedürfnis, ernst genommen zu werden, zu tun?" Achte dabei auf die eben beschriebenen möglichen Zeichen körperlicher Resonanz. Vielleicht magst du mal eine kleine Pause vom Lesen einlegen, um dir etwas Gutes zu tun? Oder das Gefühl weist dich möglicherweise auf ein Bedürfnis nach sozialem Kontakt hin? Vielleicht möchtest du einem Freund oder einer Freundin eine Nachricht schreiben oder sie anrufen?

Wie gesagt: Häufig fällt es schwer, starke Gefühle differenziert zu benennen. Und gerade starke Gefühle nehmen uns besonders gern an den Haken und ziehen uns dann gewaltsam weg von einem guten Leben. Wir können uns unsere Gefühle nicht aussuchen. Aber wir können sie so verändern, dass es uns leichter fällt, trotzdem unseren Weg zu gehen. Hier kann die Klopftechnik aus der PEP sehr nützlich sein.

3.1.2 Die PEP-Klopftechnik

Im Grunde handelt es sich beim Klopfen um eine recht einfache Technik. Und das ist auch gut so, denn wenn wir es schwer haben, können wir keine hoch komplizierten Techniken gebrauchen, für die wir erst mal ein Handbuch zur Auffrischung lesen müssen. Das Grundprinzip ist Folgendes: Während wir an ein uns belastendes Thema denken, geben wir den mit diesem Thema verbundenen unangenehmen Gefühlen Raum, lassen sie da sein und beklopfen dabei insgesamt 16 verschiedene Punkte an der Hand, im Gesicht und auf dem Oberkörper. Wichtig ist, dass wir während des Klopfens das unangenehme Gefühl nicht aus dem Fokus verlieren, denn es geht nicht um Ablenkung, sondern um die geteilte Wahrnehmung von Gefühl und Berührungen. Während wir das tun, halten wir nach – wie Michael Bohne sie nennt – „Lieblingspunkten" Ausschau. Das sind Punkte, bei denen wir spüren, dass sie uns, während wir an das belastende Thema denken, in irgendeiner Form guttun: Sie sind uns angenehm, erleichtern die emotionale Belastung oder zeigen uns, dass sich das Thema in eine hilfreiche Richtung verändert. Bei solchen „Lieblingspunkten" können wir länger verweilen, bevor wir zum nächsten Klopfpunkt übergehen. Sollte ein Punkt hingegen unangenehm oder schmerzhaft sein, lassen wir ihn aus und klopfen direkt den nächsten. Mit dem Klopfen gelingt es häufig, das mit dem gegenwärtigen Gefühl verbundene körperliche Erregungsniveau zu dämpfen und damit das gegenwärtige Gefühl auf ein besser handhabbares Maß herunterzuregulieren. Manchmal verändert sich während des Klopfens ein Gefühl auch komplett. Eine Patientin litt beispielsweise unter starker, sie lähmender Angst vor einer Person, die sie im Alltag verfolgte und bedrängte. Sie fühlte sich ohnmächtig und ausgeliefert und zog sich infolgedessen stark zurück. Beim Klopfen verschwanden die Gefühle von Angst und Ohnmacht, und eine starke Wut der Patientin auf die sie verfolgende Person trat in den Vordergrund, die sie wieder handlungsfähig werden ließ und es ihr fortan ermöglichte, sich besser zur Wehr zu setzen.

Es kann also sein, dass dich ein emotional belastendes Thema nicht mehr so sehr im Griff hat, wenn du es „beklopfst". Oder auch, dass sich das Gefühl anderweitig verändert. In welche Richtung es geht, können wir dabei nicht vorhersagen. Betrachte das Klopfen daher am besten als ein kleines Experiment und sei offen und neugierig auf deine Erfahrungen. Sollte dir das Klopfen „nichts bringen", solltest du also keine Veränderungen deines Themas oder des belastenden Gefühls beobachten oder sollte das Ganze während des Klopfens sogar noch schlimmer werden, dann sei gespannt auf das Kapitel zum Thema „Lösungsblockaden" (siehe Kapitel 3.2.2).

Dass das Klopfen grundsätzlich für viele Menschen, die beispielsweise unter Ängsten und Traumata leiden, hilfreich und erleichternd sein kann, ist durch eine Reihe wissenschaftlicher Studien gut belegt (Pfeiffer, 2023). Jedoch ist wissenschaftlich noch nicht eindeutig geklärt, was die genauen Wirkmechanismen des Klopfens sind, und es gibt eine ganze Reihe von Erklärungsversuchen. Ein Aspekt dabei ist aber sicherlich, dass wir im Rahmen eines uns Halt und Sicherheit gebenden Rituals einem schwierigen Erleben Raum geben und dabei zugleich freundlich und selbstfürsorglich mit uns umgehen.

Aber jetzt lass uns das Klopfen einfach zusammen ausprobieren!

3.1.3 Deine erste Klopfsession

Erster Schritt: Ein belastendes Thema auswählen, wahrnehmen und benennen

Um erste Erfahrungen mit dem Klopfen zu machen, möchten wir dich einladen, ein Thema, das dich in letzter Zeit belastet, auszuwählen und darauf zu achten, welches Gefühl im Vordergrund steht, wenn du dich diesem Thema zuwendest. Und wie wir beim allerersten Besuch eines Fitnessstudios auch nicht gleich die schwersten Gewichte greifen würden, möchten wir dich bitten, dir im Rahmen unseres ersten kleinen Experiments ein moderates, für dich gut bewältigbares Gefühl oder Thema zu suchen. Vielleicht magst du zunächst ein Thema oder Gefühl auswählen, das dich belastet, jedoch nicht allzu große Macht über dich hat. Vielleicht ärgerst du dich über jemanden. Oder etwas, das in der Zukunft ansteht, macht dir Sorgen. Tritt nun in Kontakt mit deinem Thema. Hierbei können Fragen wie diese hilfreich sein:

- Welche Gefühle treten bei dir auf, wenn du an dein Thema denkst? Welches Gefühl steht im Vordergrund? Schaue für dich, ob du die im Vordergrund stehenden Gefühle in Worte fassen kannst. Das könnte zum Beispiel lauten: „Ich empfinde Angst." Oder: „Ich nehme Ärger wahr, wenn ich an mein Thema denke." Vielleicht hilft dir dabei der Gefühlsstern auf Seite 31.
- Welches unangenehme oder belastende Bild taucht auf, wenn du an dein Thema denkst?
- Welche Körpergefühle löst dein Thema aus? Was hörst, riechst oder schmeckst du möglicherweise, wenn du an dein Thema denkst?
- Was denkst du über dich, dass du dieses Thema hast? Und was glaubst du, was andere über dich deswegen denken?
- Machst du dir einen Vorwurf bezüglich deines Themas? Oder wirfst du anderen deswegen möglicherweise etwas vor? Hast du Erwartungen an andere in Bezug auf dein Thema?
- Wie alt (oder erwachsen) fühlst du dich, wenn du an dein Thema denkst?

Wir empfehlen dir, zu wichtigen Aspekten deines Themas einige kurze Notizen zu machen. Wir kommen später auf sie zurück und wollen mit ihnen arbeiten. Manchen Menschen hilft das Aufschreiben belastender Dinge schon, ein bisschen Abstand zu ihnen zu bekommen.

Während du, vielleicht unterstützt durch diese Fragen, mit deinem Thema in Kontakt trittst, schaue noch mal, wie viel Macht dein Thema jetzt im Moment über dich hat. Auf einer Skala von 0 („hat mich überhaupt nicht im Griff") bis 10

(„beherrscht mich total“) könntest du ein Thema oder Gefühl im gegenwärtig mittleren Bereich von 4 bis 6 auswählen. Halte das Ausmaß, in dem dich das Thema/Gefühl „im Griff hat“, in einer Zahl für dich fest. Überlege dir bitte, wie du dein Thema kurz und knapp für dich zusammenfassen kannst (zum Beispiel: „meine Angst vor der Prüfung“, „das Gespräch mit dem Chef“).

Fallbeispiel: Susanne

Susanne ist eine 42 Jahre alte Frau und alleinerziehende Mutter eines 16-jährigen Sohnes. Sie leidet derzeit unter Depressionen und körperlichen Schmerzen und ist deswegen seit Monaten krankgeschrieben, weswegen in der Familie gegenwärtig das Geld knapp ist. Sie wählt als belastendes Thema, das sie mit dem Klopfen bearbeiten möchte, einen heftigen Streit mit ihrem Sohn – eigentlich um eine Lappalie –, der sich dann hochgeschaukelt hat. Der Sohn machte Susanne lautstark Vorhaltungen und verließ Türen knallend die gemeinsame Wohnung. Seitdem empfindet Susanne einen anhaltenden Ärger auf ihren Sohn, mit dem sie seit dem Streit nur noch das Nötigste gesprochen hat („Ich empfinde Ärger auf meinen Sohn“). Ihr klingen noch die verletzenden Worte ihres Sohnes im Ohr, und dabei hat sie sein wütendes Gesicht vor Augen. Sie spürt ein Gefühl von Hitze und Brennen im Bauch, eine erhöhte Spannung in den Händen und das Bedürfnis, die Hände zu Fäusten zu ballen. Sie hat das Gefühl, im Recht zu sein und daher allen Grund zu haben, sich über ihren Sohn zu ärgern. Und sie erwartet von ihrem Sohn, dass er sich ihr gegenüber mit mehr Respekt und „etwas mehr Dankbarkeit“ verhält. Sie fasst ihr Thema mit den Worten „Mein Ärger über meinen Sohn“ zusammen. Ihr Ärger hat sie gegenwärtig ziemlich „im Griff“ und beherrscht sie im Alltag. Sie stuft sich auf der besagten Skala von 0 bis 10 bei gegenwärtig 6 bis 7 ein.

Zweiter Schritt: Einen persönlichen Selbststärkungssatz finden

Wir möchten dich nun bitten, einen Selbststärkungssatz für dich zu formulieren für das Thema, das du dir für diese Übung ausgewählt hast. Dieser Satz hat eine ganz bestimmte, einfache Struktur: Im ersten Teil des Satzes benennst du dein Thema oder das im Vordergrund stehende belastende Gefühl („Auch wenn ich ...,“); im zweiten Teil etwas, das dich stärkt und sich gut oder stimmig für dich anfühlt (zum Beispiel „... schätze und akzeptiere ich mich so, wie ich bin!“).

Wir geben dir im Folgenden einige Beispiele für potenziell stärkende Sätze. Am besten schickst du deinen Verstand mal kurz in die Pause und achtest allein darauf, was sich gut und stimmig für dich anfühlt:

„Auch wenn ich ... (benenne hier dein belastendes Thema oder das im Vordergrund stehende belastende Gefühl),

... schätze und akzeptiere ich mich so, wie ich bin."
... liebe und akzeptiere ich mich, so wie ich bin."
... mag ich mich."
... bleibe ich konsequent erwachsen."
... bleibe ich in Sicherheit."
... bleibe ich in meiner Kompetenz und behalte den Überblick."
... gehe ich meinen eigenen Weg und bestimme selbst, was gut für mich ist."
... kann ich mir selbst ein guter Freund/eine gute Freundin sein/mich gut behandeln."
... kann ich meinen persönlichen Werten folgen/tun, was mir wichtig ist."

Am besten sprichst du die Sätze laut für dich aus (Beispiel: „Auch wenn ich diesen Ärger gerade habe, mag ich mich") und achtest dabei darauf, was sich für dich stimmig anfühlt. Wichtig: Denke nicht über die Sätze nach, sondern spüre nur in deinen Körper hinein, wie sie sich anfühlen. Wenn du das Gefühl hast, ein Satz geht schon in die für dich richtige Richtung, ist aber (im Moment noch) etwas zu dick aufgetragen, kannst du ihn noch etwas „entschärfen" oder „verdünnen". Falls sich beispielsweise der Satz „Auch wenn ich dieses Problem habe, liebe und akzeptiere ich mich so, wie ich bin" übertrieben und sperrig anfühlt, du aber merkst, dass etwas Selbstakzeptanz für dich gut wäre, probiere doch „verdünnte" Varianten aus wie etwa „... wäre es cool, mich so zu lieben und zu akzeptieren, wie ich bin", „... wäre es hilfreich, mich so zu lieben und zu akzeptieren, wie ich bin" oder „... gewöhne ich mich mehr und mehr an den Gedanken, mich so zu lieben und zu akzeptieren, wie ich bin". Dein Körpergefühl sagt dir, welcher Satz der richtige ist.

Spannenderweise ist es in der Arbeit mit PEP häufig zu beobachten, dass sich im Verlauf das Gefühl von Stimmigkeit verändert. So hatte einer der Autoren eine Patientin, die aufgrund starker Selbstverurteilungen nur das Satzende „... bleibe ich ein Mensch" als stimmig empfand. Nach einigen Wochen der Arbeit mit PEP empfand sie das Satzende „... mag ich mich im Grunde ganz gern" stimmig. Dies erschien der Patientin wie ein Wunder, da sie sich vor der Arbeit mit PEP noch nie gemocht hatte. Da hatte sich im Verlauf etwas ganz grundlegend Positives an der Beziehung der Patientin zu sich selbst geändert. Wir empfehlen daher, immer wieder mal den Selbststärkungssatz im Laufe deiner Reise mit ACT und PEP und auch in Bezug auf dein jeweiliges Thema auf seine gefühlte Stimmigkeit zu überprüfen.

Wenn du nun einen für dich stimmigen Selbststärkungssatz gefunden hast, geht es darum, die wichtigsten Aspekte deines Themas (deine Notizen zu deinem Thema) in deinen Selbststärkungssatz einzubetten und dabei „zu kurbeln". Dabei handelt es sich um ein vielleicht etwas ungewöhnliches, jedoch äußerst hilfreiches Ritual (siehe Abbildung 3-2): Während du einen Selbststärkungssatz laut aussprichst, „kurbelst" du dabei mit einer nach außen kreisenden Bewegung einen Punkt unterhalb deines linken Schlüsselbeins. Sollte sich das gut für dich anfühlen, kannst du anfangen, deine Notizen zu deinem belastenden Thema einmal komplett „durchzukurbeln". (Wenn sich das Kurbeln nicht gut anfühlt, feile doch noch ein wenig an deinem Selbststärkungssatz.) Hierbei geht es auch um ein Anerkennen und eine Würdigung dessen, was im Moment für dich schwierig ist. Es kann sein, dass du beim und nach dem Kurbeln eine gewisse Erleichterung verspürst. Und es kann auch sein, dass du so erst so richtig mit deinen Emotionen in Berührung kommst.

Fallbeispiel: Susanne

Susanne wählt den Selbststärkungssatz „Auch wenn ich ... will ich lernen, nett zu mir zu sein" und „kurbelt" so die ihr wichtigen Aspekte ihres Themas, dem Streit mit ihrem Sohn, durch: „Auch wenn ich immer noch sein wütendes Gesicht vor Augen habe/tüchtig Wut im Bauch habe/von meinem Sohn mehr Respekt und Dankbarkeit erwarte, will ich lernen, nett zu mir zu sein." Dabei hat sie das Gefühl, dass sich ihr Thema ein kleines bisschen „leichter" anfühlt.

Dritter Schritt: An dein Thema/Gefühl denken und dabei klopfen

Nach den Vorarbeiten kommen wir jetzt zum lang angekündigten „Klopfen". Vielen Dank für deine Geduld bis hierher. 😉 Beim Klopfen geht es darum, an dein Thema zu denken, die mit ihm verbundenen gegenwärtigen Gefühle und Körperempfindungen da sein zu lassen und dabei nacheinander 16 Hautpunkte an deinen Händen, deinem Gesicht und deinem Oberkörper zu klopfen (siehe hierzu Abbildung 3-3). Diese Punkte sind aus der klassischen Akupunktur übernommen. Jeder Punkt wird etwa 5- bis 15-mal geklopft mit einem Tempo von etwa 2 bis 5 Klopfern pro Sekunde. Dabei ist es nicht wichtig, diese Punkte exakt zu treffen. Falls dir ein Punkt besonders angenehm ist, kannst du ihn auch länger klopfen. Punkte, deren Klopfen du als unangenehm oder schmerzhaft empfindest, lasse bitte aus. Entscheidend für die Bearbeitung deines belastenden Themas ist, dass du dich beim Klopfen stetig an dein Thema und die mit ihm verbundenen Gefühle

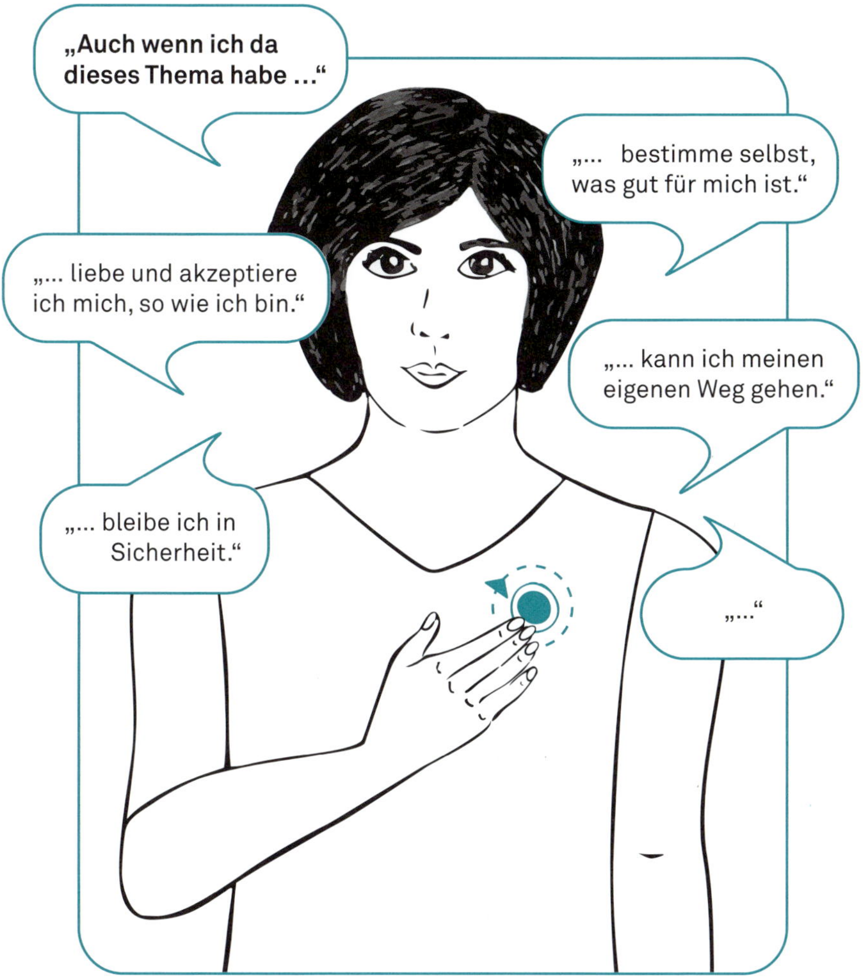

Abbildung 3-2: Selbststärkungsritual (in Anlehnung an Bohne, 2022)

erinnerst. Hierfür wäre es gut, wenn du dein Thema und die mit ihm verknüpften Gefühle in knappen Worten benennst (zum Beispiel „Meine Angst davor, abgelehnt zu werden") oder ein Bild vor deinem geistigen Auge hast, das damit verbunden ist. Achte gleichzeitig darauf, welche Punkte dir guttun, bei welchen sich zum Beispiel etwas zum Positiven verändert, es leichter wird, während du an dein Thema denkst. Bei Punkten, die du als angenehm erlebst, kannst du – wie gesagt – gerne länger verweilen.

Jetzt geht es los: Denke an dein Thema und das mit ihm verbundene Gefühl, benenne es laut oder in Gedanken (Beispiel: „Meine Angst vor der Prüfung"),

Klopfpunkte an der Hand

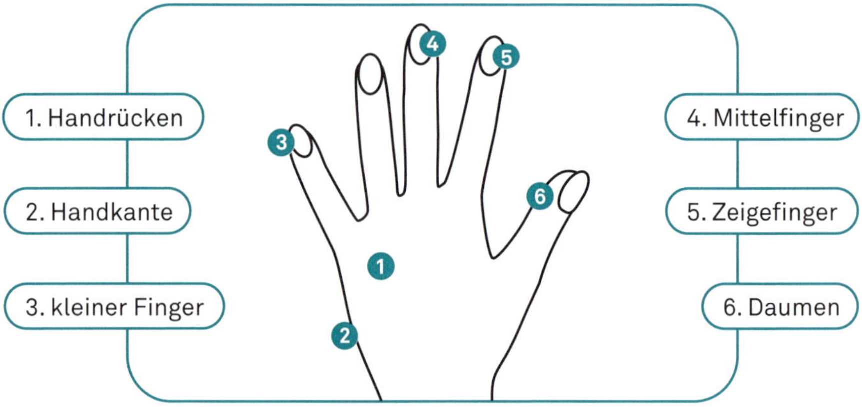

Klopfpunkte im Gesicht

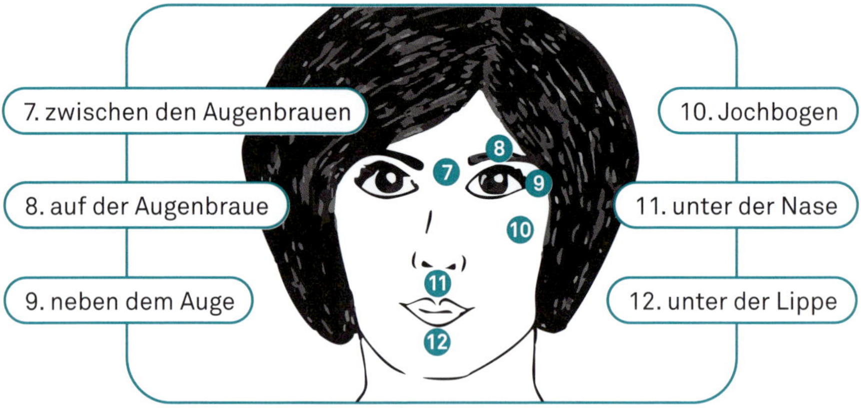

Klopfpunkte am Oberkörper

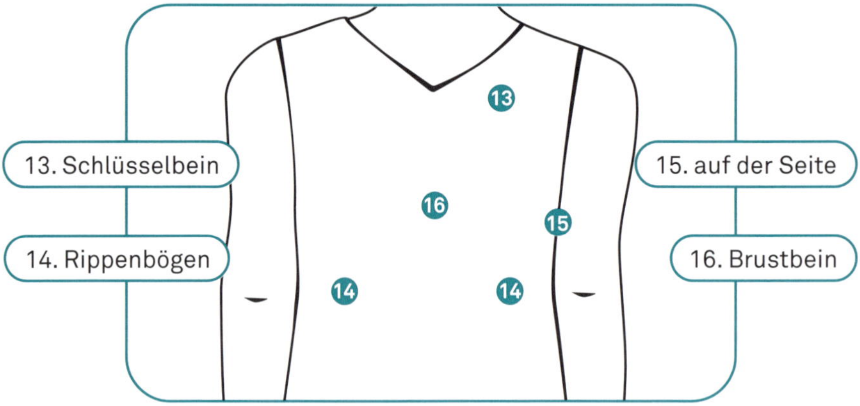

Abbildung 3-3: Klopfpunkte (in Anlehnung an Bohne, 2022)

gib dem Gefühl Raum und klopfe mindestens fünfmal den ersten Punkt an der Außenseite deiner Hand in einer Intensität, die für dich angenehm ist. Achte darauf, was geschieht. Gehe dann zum nächsten Klopfpunkt, benenne wieder dein Thema/Gefühl, das du bearbeiten möchtest, beobachte neugierig, welche Gedanken, Gefühle und Körperempfindungen dabei auftauchen, und schaue, ob dir das Klopfen dieses Punktes guttut. Du kannst auch mal ausprobieren, ob es für dich vielleicht angenehmer ist, die Klopfpunkte statt zu klopfen für ein paar Sekunden einfach zu halten und dabei tief ein- und auszuatmen oder die Punkte zu streicheln. Fühle dich frei, den Prozess entsprechend für dich anzupassen. Klopfe (oder stimuliere auf eine andere für dich angenehme Art, der Einfachheit halber schreiben wir im Weiteren einfach vom „Klopfen") entsprechend alle 16 Punkte durch und versuche dabei, zugleich an dein Thema/Gefühl zu denken.

Fallbeispiel: Susanne

Susanne empfindet besonders das Stimulieren der Klopfpunkte im Bereich ihrer Augen als angenehm, während sie an den Ärger mit ihrem Sohn denkt. Sie hat das Gefühl, dass ihr Ärger bei Stimulierung dieser Punkte etwas leichter wird. Die Stimulierung der Punkte an ihren Händen ist ihr hingegen eher unangenehm, sodass sie sich entschließt, diese Punkte beim nächsten Mal auszulassen. Sie entscheidet sich für ein sanftes Streicheln der Klopfpunkte.

Vierter Schritt: Zwischenentspannung

Nachdem du einmal alle 16 Punkte durchgeklopft hast, schließt sich eine kurze Zwischenentspannung an (siehe Abbildung 3-4), bei der du dein Thema vollständig loslässt und an nichts Besonderes zu denken brauchst. Wenn dir Gedanken an dein Thema oder andere Gedanken kommen, ist das aber auch in Ordnung. Während du den Punkt auf dem Handrücken klopfst, schließe kurz deine Augen und öffne sie dann wieder. Schaue dann mit unbewegtem Kopf mit den Augen soweit es geht nach unten rechts, dann soweit es geht nach unten links. Lass dann deine Augen 360 Grad in einem großen Kreis rechtsherum kreisen und dann wieder 360 Grad in einem großen Kreis linksherum. Summ dann laut für etwa 20 Sekunden irgendeine Melodie oder Töne („Hänschen klein", „Alle meine Entchen"..., ganz egal was). Zähle dann von 7 an rückwärts runter. Und summe dann erneut ein paar Töne oder irgendeine Melodie.

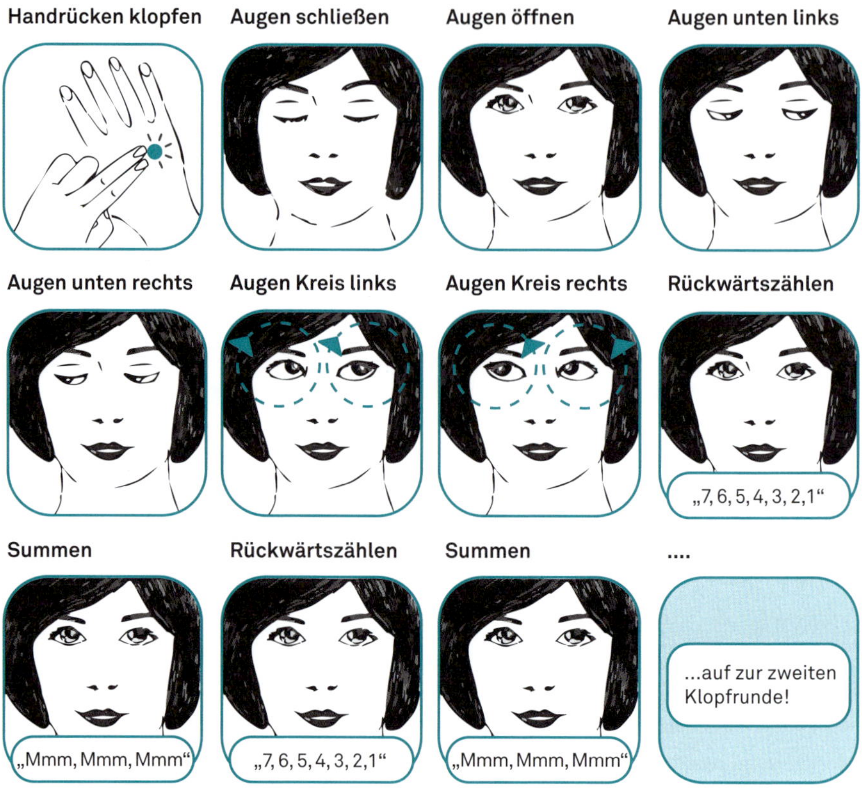

Abbildung 3-4: Zwischenentspannung (in Anlehnung an Bohne, 2022)

Fünfter Schritt: Noch mal Wahrnehmen und Benennen deines Themas/Gefühls

Denke nun erneut an dein Thema und beobachte, welches Gefühl jetzt im Vordergrund steht. Es kann sein, dass du dasselbe Gefühl wie am Anfang wahrnimmst, das dich im Griff hat. Vielleicht unverändert, vielleicht weniger, vielleicht – was in seltenen Fällen passieren kann – sogar mehr als vor der ersten Klopfrunde. Auch das darf sein. Und möglicherweise steht ein gänzlich anderes Gefühl als vor dem Klopfen oder ein neuer Aspekt oder eine neue Erinnerung über das Thema im Vordergrund. Aus Wut könnte zum Beispiel Trauer oder aus Angst Wut werden. Benenne erneut das mit deinem Thema verbundene, jetzt im Vordergrund stehende Gefühl und schätze wieder ein, wie sehr es dich belastet und im Griff hat (0 bis 10).

Fallbeispiel: Susanne
Susanne empfindet anstelle von Ärger auf ihren Sohn jetzt Traurigkeit, wenn sie an den Streit mit ihm denkt. Sie erlebt ihre Traurigkeit dabei als etwas weniger beherrschend als ihren Ärger vor dem Stimulieren der Punkte. Susanne schätzt ihre Traurigkeit auf aktuell 5 ein (auf der bekannten Skala von 0 bis 10) und benennt ihr Thema als „meine Traurigkeit, weil mein Sohn und ich uns nicht mehr verstehen". „Mir wird dabei deutlich, wie wichtig mir eine gute Beziehung zu meinem Sohn ist. Wir waren früher mal ein richtig gutes Team. Das fehlt mir sehr."

Sechster Schritt: Noch mal eine Runde klopfen

Stimuliere nun erneut auf die von dir bevorzugte Art die beschriebenen Klopfpunkte, während du wieder an dein Thema und/oder das nun im Vordergrund stehende Gefühl denkst und es laut oder in Gedanken benennst. Falls neue Aspekte, Erinnerungen oder Emotionen aufgekommen sind und jetzt im Vordergrund stehen, nimm sie bitte in diese neue Klopfrunde auf. Die Punkte, die in der ersten Runde unangenehm waren oder bei denen du den Eindruck hattest, dass sie dein Thema eher schwerer machen als leichter, lässt du diesmal aus. Bei deinen Lieblingspunkten verweilst du dafür länger.

Siebter Schritt: Abschließendes Wahrnehmen deines Themas

Spüre jetzt noch einmal in dich hinein: Welches Gefühl steht im Vordergrund, und wie würdest du das Ausmaß, in dem es dich belastet und im Griff hat, auf der Skala von 0 bis 10 einschätzen? Solltest du in Bezug auf dein Thema eine spürbare Erleichterung erleben und das Gefühl haben, dass es dich weniger als vorhin beherrscht, so freut uns das für dich. Auch ein Wechsel des im Vordergrund stehenden Gefühls ist möglicherweise für dich ein Erkenntnisgewinn, weil das neue Gefühl unter Umständen neue Botschaften über deine Bedürfnisse bereithält. Patienten berichten uns manchmal zudem, dass das neue Gefühl für sie hilfreicher oder besser handhabbar ist.

Es kann aber auch passieren, dass das Gefühl sich durch das Klopfen kaum verändert und dich genauso wie vorher oder vielleicht sogar noch mehr im Griff hat. In diesen Fällen führe dir bitte zunächst vor Augen, dass du trotzdem gerade etwas sehr Wertvolles (und Mutiges) getan hast: Du hast einem schwierigen Erleben Raum gegeben und dabei dir gegenüber freundliches Verhalten gezeigt. Damit hast du eine für dich vielleicht neue und ungewohnte Art des Umgangs mit schwierigen Gefühlen ausprobiert, die dir helfen kann, in Richtung auf ein

Leben, das dich erfüllt, weiter voranzuschreiten. Und prüfe für dich, ob es vielleicht gute Gründe gibt, dass das Gefühl sich weiterhin so deutlich zeigt: Handelt es sich vielleicht um ein gegenwärtig zwar unangenehmes, aber insgesamt hilfreiches Gefühl? Wir hatten einen Patienten, bei dem der Ärger auf einen Nachbarn, der ihn immer wieder ausgenutzt hat, auch nach mehreren Klopfrunden anhaltend und beherrschend war. Er kam zu dem Schluss, dass ihn dieser Ärger davor bewahren möchte, sich weiter ausnutzen zu lassen. Und tatsächlich: Erst nachdem der Patient seinen Nachbarn auf dessen Verhalten hingewiesen und Grenzen gesetzt hatte, trat der Ärger des Patienten in den Hintergrund. Für den Fall, dass sich an deinen Gefühlen in Bezug auf dein Thema nichts in Richtung auf mehr Leichtigkeit verändert hat und du es auch anderweitig nicht als hilfreich erlebt haben solltest, hast du unsere ausdrückliche Erlaubnis, gleich weiter zum Kapitel 3.2.2 „Die Big-5-Lösungsblockaden“ zu gehen. Aber komm danach bitte wieder hierher zurück.

Fallbeispiel: Susanne

Susanne hat die Klopftechnik als grundsätzlich angenehm erlebt. Ihre Traurigkeit aufgrund des bestehenden Konfliktes mit ihrem Sohn ist aber nach wie vor recht machtvoll und dominiert noch immer ihr Bewusstsein (sie schätzt das Ausmaß auf der Skala mit 4 ein). Auch wenn diese Traurigkeit eine positive Botschaft in sich trägt, nämlich wie wichtig ihr eine gute und harmonische Beziehung zu ihrem Sohn ist, so hat sie nicht das Gefühl, dass sie das jetzt in diesem Moment stärkt oder weiterbringt.

Wir werden sehen, wie es ihr im Kapitel 3.2.2 „Die Big-Five-Lösungsblockaden“ ergeht.

3.1.4 Wenn der Kampf gegen Gefühle selbst zum Problem wird

Der Wunsch, unangenehme Gefühle zu vermeiden, steckt tief in uns. Vermutlich ist das eine biologische Gegebenheit, die wir mit anderen Tieren teilen. Jan erinnert sich noch lebhaft an eine Situation mit seinem Therapiehund Oscar, der als Welpe zum ersten Mal sein Laufgeschirr angelegt bekam. Oscar fand das offensichtlich nicht toll und rannte wie verrückt durch die Wohnung, wohl im Bestreben, sein unangenehmes Geschirr loszuwerden. Ohne Erfolg. Und wir versuchen ja auch häufig, vor unseren unangenehmen Gefühlen davonzulaufen: Wir versuchen, Langeweile zu vertreiben, indem wir im Internet surfen oder stundenlang im Fernsehen rumzappen, oder wir vermeiden Situationen, die uns Angst machen, oder lassen uns vom Arzt angstlösende Medikamente verschreiben. Die Frage ist, ob wir bei unseren Versuchen, unangenehme Gefühle zu vermeiden, unbedingt erfolgreicher sind als Oscar, der versucht, vor seinem Geschirr davonzurennen.

Selbstreflexion

Was sind es bei dir für Gefühle, die du nicht fühlen willst? Und was tust du, um sie zu vermeiden? Das könnten Verhaltensweisen sein, die andere von außen beobachten können, wie Alkoholtrinken, Sporttreiben oder Frustessen. Und es könnten „innere" Verhaltensweisen sein, die Außenstehende nicht sehen können, zum Beispiel sich Sorgen machen, grübeln oder in Gedanken hart mit sich ins Gericht gehen.

Nimm dir etwas Zeit, einen Stift und ein Blatt Papier und schreibe auf, was deine Strategien sind, um unangenehme Gefühle in Schach zu halten.

Überlege dann, wie gut die einzelnen Strategien zum Umgang mit unangenehmen Gefühlen funktioniert haben. Wie war es für den Moment? Und später? Hat es dir tatsächlich geholfen, die Gefühle auf lange Sicht loszuwerden? Oder sind die ungeliebten Gefühle vielleicht gar schlimmer geworden und häufiger aufgetreten?

Möglicherweise stellst du fest, dass manche Verhaltensweisen, die dir für den Moment durchaus Erleichterung verschafft haben, mittel- und langfristig nicht helfen, sondern eher nach hinten losgehen. Wir nehmen das sehr stark an. Einerseits, weil du sonst wahrscheinlich dieses Buch nicht lesen würdest. Und weil es uns selbst, den beiden Autoren, schon sehr häufig so ergangen ist. Sei also versichert, dass du in guter Gesellschaft bist. 😉

Oft haben wir bei unseren Patienten und auch bei uns selbst die frustrierende Erfahrung gemacht, dass Versuche, schwierige Gefühle loszuwerden, nicht nur wenig von Erfolg gekrönt waren, sondern diese Gefühle – zumindest auf lange Sicht – sogar noch unangenehmer wurden. Ein Beispiel aus unserer Praxis ist das eines Patienten, der anfing, vor sozialen Kontakten etwas Alkohol zu trinken, um weniger ängstlich, lockerer und gesprächiger zu werden. Das hat kurzfristig durchaus geholfen. Über die Zeit jedoch wuchs sein Alkoholkonsum schleichend, und er entwickelte eine Alkoholabhängigkeit – und obendrein die große Angst, sein Umfeld könnte seine Abhängigkeitserkrankung mitbekommen.

Ein Bild, das uns in Bezug auf unsere Versuche, unsere Gefühle zu verdrängen, gefällt, ist das eines Balls, den man versucht, unter Wasser zu drücken. Das wird auf Dauer ganz schön anstrengend. Und wenn man nicht aufpasst oder die Kraft einen irgendwann verlässt, kann es passieren, dass einem der Ball mit voller Wucht ins Gesicht schießt. Genauso ist es mit unseren Gefühlen: Der Versuch, sie unter der Wasseroberfläche unseres Bewusstseins zu halten, macht sie auf Dauer nur stärker und führt dazu, dass sie uns manchmal tatsächlich um die Ohren fliegen. Schon oft haben wir mit Patienten in der Therapie die Erfahrung gemacht, dass während der Anwendung von Entspannungsverfahren mühsam unter Verschluss gehaltene Gefühle von Trauer oder Verzweiflung hervorgebrochen sind.

Was noch dazu kommt: Manche unserer Anstrengungen, unsere Gefühle niederzukämpfen, funktionieren nicht nur nicht gut, sondern haben auch einen hohen Preis. Der Patient, der versuchte, seine sozialen Ängste mit Alkohol im Schach zu halten, nahm dafür die Entwicklung einer Alkoholabhängigkeit in Kauf und damit eine ganze Menge gesundheitlicher Probleme und sozialer und beruflicher Verwerfungen. Natürlich ist das ein krasses Beispiel. Aber ganz sicher fallen auch dir Dinge in deinem Leben ein, in denen deine Versuche, deine Gefühle zu regulieren, negative Konsequenzen hatten. Bevor du jetzt allerdings anfängst, dir selbst Vorwürfe zu machen – vielleicht wäre das jetzt auch eine gute Gelegenheit einmal zu „kurbeln“: „Auch wenn ich mir Vorwürfe mache, dass ich immer wieder in die Falle meiner Vermeidungsstrategien tappe, liebe und akzeptiere ich mich so, wie ich bin!“ –, solltest du bedenken, dass du damit Mitglied einer riesengroßen Community bist. Der Wunsch, unangenehme Gefühle zu vermeiden und wegzuschieben, ist nicht nur menschlich, sondern grundsätzlich auch vernünftig. Unvernünftig handeln wir nur dann, wenn wir ihm folgen, obwohl wir aus Erfahrung wissen, dass unsere Vermeidungsstrategien nicht zu weniger, sondern zu mehr Leid führen.

Aber noch mal zurück zum Beispiel mit dem unter Wasser gedrückten Ball: Was wäre, wenn du dem Drang, den Ball wegzudrücken, widerstehen würdest und einfach zusähest, wie er auf der Wasseroberfläche treibt? Dann hättest du deine Hände frei und könntest sie zum Schwimmen oder wozu auch immer nutzen. Der Ball triebe einfach auf der Wasseroberfläche. Vermutlich würde er irgendwann von der Strömung davongetragen werden, vielleicht auch nicht, es spielt keine Rolle! Und so verhält es sich auch mit unseren Gefühlen. Sie sind für sich kein Problem, und sie können uns auch nichts tun. Wenn wir aufhören, gegen sie anzukämpfen, und sie einfach da sein lassen, können wir die Energie, die wir zuvor in den Kampf gegen sie gesteckt haben, investieren in Tätigkeiten, die wir als persönlich wertvoll und lohnenswert empfinden. Und unsere Gefühle können wie der Ball irgendwann verschwinden oder in den Hintergrund treten. „Every storm runs out of rain“ lautet der Titel eines bekannten Liedes von Gary Allan, was auf Deutsch etwa übersetzt werden könnte mit „Jedem Sturm geht irgendwann der Regen aus“.

In der ACT nennt man die Fertigkeit, sich auch für unangenehme Gefühle zu öffnen, Akzeptanz. An dem Umstand, dass die Akzeptanz sogar Eingang in den Namen dieser Therapieform gefunden hat, kann man ablesen, welche Bedeutung ihr da zugemessen wird. Und Akzeptanz kann man üben. Dazu wollen wir dich hier einladen.

Übung

Wir möchten dich einladen, das mal auszuprobieren: ein schwieriges Gefühl da sein zu lassen und dem Impuls zu widerstehen, es zu bekämpfen. Wir begreifen das als eine Fertigkeit, die man entwickeln und trainieren kann. Und wie es im Fitnessstudio am Anfang eine gute Idee ist, zunächst mit leichten Gewichten zu arbeiten, möchten wir dich bitten, auch hier zunächst an einem Gefühl zu üben, das dich nur mäßig belastet.

Zum Anfang dieser Übung bitten wir dich, zunächst zweimal tief ein- und auszuatmen. Denke dann an eine Situation der Vergangenheit, die mit einem schwierigen Gefühl verbunden ist. Stelle dir die Details dieser Situation vor, was du in dieser Situation siehst, hörst, riechst oder schmeckst. Beobachte, welche Gefühle in dir aufsteigen. Und beobachte die Reaktionen deines Körpers. Vielleicht fühlen sich Bereiche deines Körpers schwer oder eng an? Oder du spürst einen Druck oder einen Schmerz oder Taubheit? Wenn du nichts spürst, ist das auch in Ordnung. Du bist gerade bereit, einem schwierigen Gefühl Raum zu geben, und du übst damit eine Fertigkeit, die dir auf dem Weg in ein sinnerfülltes Leben sehr von Nutzen sein kann. Lass im Sinne dieser Übung alles da sein, was du in deinem Körper spürst oder nicht spürst. Und versuche, dein Gefühl oder deine Gefühle zu benennen („Ich spüre gerade Traurigkeit" oder „Da ist eine große Enttäuschung"). Zur Orientierung kannst du den Gefühlsstern benutzen. Gib deinen Gefühlen Raum, die sich möglicherweise verändern oder bleiben, die vielleicht stärker oder schwächer werden. Wenn du magst, versuche, eine Hand liebevoll auf die Stelle zu legen, wo du in deinem Körper Unwohlsein fühlst. Und sprich zu dir selbst – laut oder leise – freundliche Worte, wie etwa: „Das tut gerade weh."

Wenn du im Rahmen dieser Übung befürchtest, dass deine Gefühle dich überwältigen, kannst du eine Runde klopfen, bis wieder etwas Ruhe in deinen Körper eingekehrt und das Gefühl für dich handhabbarer geworden ist.

Um die Übung zu beenden, atme erneute bewusst tief ein und wieder aus und lenke deine Aufmerksamkeit ganz auf die Situation, in der du dich jetzt gerade befindest. Nimm den Raum um dich herum wahr, den Boden unter deinen Füßen, atme bewusst die Luft in dich ein. Und spüre nach, wie es dir jetzt geht. Vielleicht ist da noch immer ein Unwohlsein in dir. Dann überlege dir doch, wie du jetzt dir selbst etwas Gutes tun könntest, zum Beispiel einen Spaziergang machen, deine Lieblingsmusik hören oder dich selbst einfach gedanklich in den Arm nehmen.

Übung

In dieser Übung des Psychotherapeuten Ralph Steuernagel (vgl. Steuernagel, 2022) kannst du stufenweise den Schwierigkeitsgrad erhöhen. Für diesen „5-Minuten-Breakout" – so der Name der Übung – brauchst du eine Liste von Aufgaben, die du ungern machst, die dir jedoch persönlich wichtig sind. Das können Tätigkeiten im Haushalt sein oder sonst irgendetwas, das du schon länger vor dir herschiebst. Ordne die Liste danach, wie unangenehm ihre Ausführung für dich ist. Die einfachen Aufgaben, die gerade noch okay sind, kommen an den Anfang, die wirklich schwierigen an den Schluss. Du fängst mit der obersten Aufgabe an, die noch am wenigsten aversiv für dich ist, und führst sie für fünf Minuten aus. Dabei lässt du die auftretenden unangenehmen Gefühle da sein. Nimm sie bewusst wahr und mach dir gleichzeitig bewusst, dass du offensichtlich diese Aufgaben angehen kannst, obwohl sie mit unangenehmen Empfindungen verbunden sind. Am nächsten Tag wählst du die nächste Tätigkeit aus der Liste, also eine, die dir noch unangenehmer ist, und führst sie wieder für 5 Minuten aus. Natürlich musst du nach den 5 Minuten nicht damit aufhören, wenn du feststellst, dass du ganz gut reingefunden hast. Es ist aber wichtig, dass diese Übung einen definierten Endpunkt hat. Also erlaube dir selbst, nach den gesetzten 5 Minuten mit der Aufgabe aufzuhören. Schließlich geht es gerade nicht darum, die Aufgabe zu erledigen, sondern darum, Akzeptanz zu üben und die Erfahrung zu machen, dass wir auch in Anwesenheit von unangenehmen Gefühlen weiter unseren Weg gehen können. Vielleicht macht es dir mit der Zeit ja sogar Spaß, weil du feststellst, dass du besser wirst und dass sich dein Leben in positiver Weise verändert.

3.2 Schwierige Gedanken

In diesem Kapitel geht es darum, wie dir schwierige Gedanken auf dem Weg zu einem guten Leben in die Quere kommen können – und wie du diesen effektiv mittels ACT und PEP die Macht nimmt. Du wirst möglicherweise überrascht sein, wie einfach und effektiv es sein kann, schwierigen Gedanken den Stecker zu ziehen, und wie viel Spaß dies unter Umständen sogar machen kann.

3.2.1 Die Macht der Gedanken und wie man sie entschärft

Ist dir schon einmal aufgefallen, dass dein Verstand den ganzen Tag auf dich einquatscht? „Mach das nicht! Du machst dich lächerlich!", „So ein Idiot! Was bildet der sich ein?!", „Ich schaff das nicht!", „Wohin führt das alles? Das ist so hoffnungslos!" und so weiter und so weiter. Von morgens bis abends! Angeblich sind es zwischen 30000 und 50000 Gedanken, die unser Verstand jeden Tag produziert. Manche kommen mit einer gewissen emotionalen Wucht daher, andere fühlen sich eher neutral an. Und Gedanken sind mächtig, denn sie bestimmen, oft ohne dass wir uns dessen bewusst werden, unser Handeln. „Misch dich nicht ein! Das gibt nur Ärger!", sagt unser Verstand, und wir lassen die Dinge geschehen, obwohl sie unserem Gerechtigkeitsgefühl widersprechen. „Das kann ich nicht!", sagt unser Verstand, und wir versuchen es erst gar nicht. „Ich darf den doch nicht enttäuschen!", sagt der Verstand, und wir tun Dinge, die wir eigentlich gar nicht wollen.

Dazu kommt noch, dass unser Verstand häufig eine gewisse Schlagseite hat, einen generellen Fokus auf das Negative und Gefährliche. In der Psychologie geht man davon aus, dass diese Tendenz zum Negativen auf evolutionären Ursprüngen und Überlebensmechanismen beruht. Im Zuge der Evolution hatte es für unsere Vorfahren einen höheren Überlebenswert, sich auf potenzielle Gefahren und Bedrohungen zu fokussieren, als sich an Schönem zu erfreuen. Und das hat Auswirkungen auf uns bis heute. Wir nehmen vor allem Defizite wahr. Ein Beispiel: Kennst du das auch, dass du dich mit anderen vergleichst, möglicherweise mit dir völlig fremden Menschen oder Models aus der Werbung, und dass du unter diesen Vergleichen leidest, sie aber einfach nicht „abstellen" kannst? Dann erst mal ein herzliches „Willkommen im Klub!". Du bist nicht allein! Jan beispielsweise hat sich dabei ertappt, dass er absichtlich ein Fitnessstudio besucht, das vorrangig von Menschen genutzt wird, die um einiges älter sind als er. Damit geht er negativen Selbstvergleichen aus dem Weg. (Ob das eine grundsätzlich gute Strategie ist, sei dahingestellt.) Aber warum ist das so, dass wir uns so hartnäckig mit anderen vergleichen? Stell dir mal einen unserer Vorfahren vor, nennen wir ihn Willi, der vor Jahrtausenden in dem sehr engen Zusammenhalt einer Steinzeit-WG lebte. Sein Leben war geprägt von harten Bedingungen, ständigen Gefahren und der Notwendigkeit, sich an die raue Umgebung anzupassen, um zu überleben. Und auch auf die Unterstützung durch seine Mitbewohner war Willi angewiesen angesichts wilder Tiere wie Höhlenlöwen, Säbelzahntiger und Bären, die eine konstante Bedrohung für ihn und seine Gruppe darstellten. Was hätte es nun für unseren Willi bedeutet, aus seiner WG zu fliegen, weil er in seiner Gruppe nicht mehr gewollt war, weil er angesichts sehr knapper Ressourcen der schlechteste Jäger der kleinen Gruppe war? Wohl den schnellen und sicheren Tod. Allein hätte er nicht lange überlebt in einer für ihn äußerst gefahrvollen Welt. Deshalb war es für Willis Verstand wichtig, den Stellenwert in der Gruppe im Blick zu haben, negative Veränderungen desselben frühzeitig zu bemerken und im Bedarfsfall gegenzusteuern (sich zum Beispiel beim Jagen mehr anzustrengen). All das machte Willis Verstand letztlich, um einen Ausschluss aus der Gruppe (und damit eben den sicheren Tod) abzuwenden. Menschen, die so dachten, erlebten und handelten, lebten länger und hatten mehr Nachkommen. Aus diesem Grund neigt auch heute noch unser Verstand – wie einst der Verstand Willis – dazu, uns zu vergleichen, und zwar mit dem Fokus auf Defizite. Unser Verstand wurde geschaffen, damit wir überleben, nicht damit wir glücklich sind.

Nur geht es für uns heute in aller Regel nicht mehr um das blanke Überleben. Wenn wir beispielsweise aus unserer Facebook-Gruppe geworfen werden, müssen wir zum Glück nicht unverzüglich sterben, sondern können Anschluss in einer Gruppe finden, die möglicherweise besser zu uns passt. Und da wir in aller Regel mit mehr Menschen verbunden sind als unser Willi, der nur mit einer Handvoll Menschen Kontakt hatte, hat unser Verstand viel mehr Möglichkeiten, uns mit anderen zu vergleichen. Das kann unsere Belastung durch Vergleiche mit anderen potenzieren. Andauernde negative soziale Selbstvergleiche können heute zum Beispiel zu Unzufriedenheit und Neid, Perfektionismus, einem niedrigen Selbstwertgefühl, sozialer Isolation, ja zu Ängsten und Depressionen führen.

Es sind aber nicht nur die ständigen Vergleiche mit anderen, sondern es gibt weitere Dinge, die unser Verstand macht, um uns vor Schaden zu bewahren. So erinnert er uns beispielsweise immer wieder an schlimme Erfahrungen in unserem Leben – das ist zum Beispiel bei Traumafolgestörungen der Fall –, damit wir aus diesen Erlebnissen lernen und uns so etwas nicht noch mal geschieht. Er führt uns immer wieder negative Zukunftsszenarien vor Augen, damit wir auf Gefahren vorbereitet sind und nicht von ihnen überrascht werden. Und er grübelt immer wieder darüber nach, warum ungünstige Ereignisse und Entwicklungen eingetreten sind, weil er meint, er könnte uns dadurch in Zukunft davor beschützen. Was dabei allerdings häufig passiert: Wir versinken in diesen negativen Gedanken wie in einem Moor und kommen ums Leben – zumindest um ein sinnerfülltes.

Dazu kommt: Unser Verstand reproduziert immer wieder das, was er gelernt hat, und damit ist er abhängig von unserer Gesellschaft, unserer Kultur und dem Familiensystem, in dem wir groß geworden sind. Seit frühester Kindheit durchläuft er Trainingslager, in denen er mehr oder oftmals weniger nützliche Dinge aufschnappt. Nur drei Beispiele: Versuche doch, die folgenden Satzanfänge zu vervollständigen.

- Wer A sagt, muss ...
- Wo ein Wille ist, ist ...
- Wer schön sein will, ...

Vermutlich war es keine schwere Aufgabe für dich. Wer A sagt, muss auch B sagen. Na klar! Wo ein Wille ist, ist auch ein Weg. Das weiß man ja. Und wer schön sein will, muss leiden. Solche Dinge lernen wir, sagen sie nach und glauben sie, auch wenn sie einfach nur kompletter Blödsinn sind. Natürlich muss man nicht B sagen, bloß weil man A gesagt hat. Man könnte auch C sagen oder „trallala“ oder einfach schweigen.

Auf dieser Ebene können wir einfach darüber schmunzeln, was unser Verstand da alles angesammelt hat. (Hast du auch noch gelernt, dass Indianer keinen Schmerz kennen?) Aber leider bleibt es nicht bei solchen ein bisschen skurrilen Weisheiten. Wir lernen ganz entscheidende Dinge über uns selbst, über unsere Rolle in der Familie und der Gesellschaft, darüber, wer wir sind, was uns erlaubt und was uns verboten ist. „Ich darf nicht egoistisch sein!“, „Ich darf mich nicht zu wichtig nehmen!“, „Ich bin peinlich!“ oder „Ich bin nicht liebenswert!“ – solche Botschaften hören wir immer wieder. Sie graben sich tief in unser Selbstbild ein und bestimmen unseren weiteren Lebensweg, obwohl sie genauso blödsinnig sind, wie dass wir angeblich B sagen müssen, weil wir vorher A gesagt haben.

Die positive Nachricht ist: Wenn du dich häufig in negativen Gedanken verlierst, dich ständig vergleichst oder dich schlimme Erinnerungen plagen, liegt das nicht daran, dass du irgendwie komisch oder nicht richtig bist. Es ist eher ein Zeichen dafür, dass du vollkommen normal bist.

Aber was können wir tun, um uns aus dieser Verstrickung in negative Gedanken zu befreien? Unsere Erfahrung sagt uns, was auf jeden Fall nicht funktioniert. Wir, die beiden Autoren, und unsere Patienten haben da in der Vergangenheit einiges ausprobiert: Wir haben versucht, unangenehme Gedanken zu unterdrücken oder zu stoppen, zu lernen, „positiv“ zu denken und „schlechte“ durch „gute“ Gedanken zu ersetzen; wir haben versucht, unseren Verstand mit logischen Argumenten davon zu überzeugen, dass die negativen Gedanken nicht wahr sind. Und so weiter und so weiter. Wahrscheinlich kennst du all diese Dinge auch. Noch immer finden sich in den Bestsellerlisten Bücher, die für derartige Versuche Anleitung geben. Wir wissen nicht, wie deine Erfahrungen waren. Bei uns zumindest und auch bei unseren Patienten waren Versuche, unangenehme Gedanken zu verbannen und dafür positive, optimistische Gedanken zu denken, bestenfalls kurzfristig erfolgreich.

Es muss also einen anderen Weg geben. Der erste Schritt liegt darin, anzuerkennen, dass wir negative, quälende, lähmende Gedanken haben, ob wir wollen oder nicht. Wir müssen diesen Gedanken aber nicht folgen, sondern wir können entscheiden, wie wir uns ihnen gegenüber verhalten. Wir können entscheiden, wie wir mit ihnen umgehen. Das klingt aber leichter, als es häufig ist, denn es setzt voraus, dass wir einen kleinen Abstand zwischen uns und unsere Gedanken bekommen. Häufig haben Gedanken uns vollständig im Griff, wir sind sozusagen *in* unseren Gedanken, sodass wir sie gar nicht als Gedanken wahrnehmen. In der ACT nennt man diesen Zustand, in dem wir *in* unseren Gedanken sind, „Fusion" oder „Verschmelzung". Wenn wir mit unseren Gedanken fusioniert sind, sind wir ihnen ausgeliefert und reagieren auf sie mit automatisierten Verhaltensmustern, die nicht hilfreich sind. Wir können aber lernen, auf unsere Gedanken zu sehen, anstatt in ihnen zu verharren. In der ACT nennt man dieses Abstandnehmen zu schwierigen Gedanken und Gefühlen „Defusion". Der Zustand der Defusion eröffnet uns Handlungsfreiheit. In der ACT gibt es Techniken, um das gezielt zu erreichen.

Im Folgenden werden wir dir eine ganze Reihe von Werkzeugen zur Defusion, „Entschmelzung" oder „Gedankenentschärfung" – wie immer du es nennen willst – aus ACT und PEP vorstellen. Wir, die beiden Autoren, haben jeweils unseren eigenen kleinen „Werkzeugkasten" mit einer Handvoll Tools für uns persönlich und die Arbeit mit unseren Patienten. Wir möchten dich einladen, die Techniken, die wir hier zusammengestellt haben, auszuprobieren und dir daraus dann einen eigenen Werkzeugkoffer zusammenzustellen. Wichtig ist an dieser Stelle, dass es *nicht* darum geht, stets und ständig auf Abstand zu gehen zu unseren Gedanken, sondern *nur dann*, wenn es sinnvoll ist, das heißt, wenn ein Gedanke dich im Griff hat, dir deine Handlungsfreiheit raubt und dich wegführt von dem Leben, das du führen willst. Das Schöne ist, dass wir diese Techniken auch nicht ständig üben müssen. Es ist nicht harte Arbeit, sondern eher ein Spiel, ein Experiment. Es geht darum, eine bestimmte Perspektive auszuprobieren, und wenn du diese Perspektive einmal eingenommen hast, geht sie dir nicht mehr verloren. Das ist so ähnlich wie mit diesen Vexierbildern, auf denen du zuerst beispielsweise eine alte Frau erkennst. Doch auf einmal rücken andere Bildteile in den Vordergrund, und du siehst anstelle der alten Frau ein junges Mädchen. Und wenn du einmal dieses junge Mädchen entdeckt hast, kannst du es immer wieder finden.

Nimm also die nachfolgenden Übungen als kleine Experimente, um herauszufinden, welche Übungen dir persönlich helfen, einen Abstand zu belastenden Gedanken herzustellen und ihnen die Macht über dich zu nehmen. Sollte die eine oder andere nicht für dich passen, mache einfach mit der nächsten weiter. In jedem Fall ist es sinnvoll, wenn du zuerst auf einem Zettel die Gedanken sammelst, die dich immer wieder ausbremsen oder runterziehen, damit du Material zum Üben hast. Wenn du in die einzelnen Übungen gehst, nimm einen Gedanken von deiner Liste, sprich ihn einige Male laut aus und glaube ihn für den Moment, so gut du kannst. Schätze dann für dich ein, wie sehr dieser Gedanke dich in diesem Moment im Griff hat. Nutze hierzu eine Skala von 0 („Der Gedanke ist für mich nichts als ein Gedanke, der keinerlei Macht über mich hat“) bis 10 („Der Gedanke hat mich absolut am Haken, er beherrscht mein Bewusstsein und bestimmt mein Handeln“). Prüfe nach der Übung anhand dieser Skala, ob die Last dieses Gedankens kleiner geworden ist. Auch hier gilt wie im Fitnessstudio: Fange nicht gleich mit den schwersten Gedanken an.

„Ich habe den Gedanken, dass ...“: Eine ganz einfache und sehr wirkungsvolle Technik zur Entschärfung eines schwierigen Gedankens besteht darin, ihn als Gedanken zu benennen. Dabei sprichst du deinen Gedanken laut aus und stellst ihm die Formel „Ich habe den Gedanken, dass ...“ voran. Wie fühlt sich der Gedanke für dich an? Setze deinem Gedanken nun die Worte „Wie ich gerade feststelle, habe ich den Gedanken, dass ...“ voran und nimm wahr, wie viel Macht der Gedanke über dich hat. Und setze ihm zuletzt voran: „Aha, aha. Wie ich gerade feststelle, habe ich mal wieder den Gedanken, dass...“

Wie ist es dir bei diesem Experiment ergangen? Konntest du wahrnehmen, dass der Gedanke an Macht über dich verloren hat? Wenn ja – herzlichen Glückwunsch! Du hast ein erstes Werkzeug zur Gedankenentschärfung für deinen Werkzeugkasten.

„Einen Gedanken singen“: Eine weitere Möglichkeit der Gedankenentschärfung ist es, deinen Gedanken – laut oder nur im Kopf – zu singen. Welche Melodie du wählst, liegt ganz bei dir. Vielleicht die Melodie von „Happy birthday to you“? Oder vielleicht passt dir die Melodie des Liedes „Die Gedanken sind frei“ besser? Oder die Melodie des Lemuren-Songs „I like to move it“ aus dem Film „Madagascar“? Eine Patientin von uns findet es im Sinne der Gedankenentschärfung sehr hilfreich, sich vorzustellen, dass die Fußball-Nationalmannschaft den Gedanken „Ich bin nicht gut genug“ inbrünstig und stolz zur Melodie der deutschen Nationalhymne schmettert.

Gedankenverfremdungs-App: Gerade unsere jüngeren Patienten nutzen gern die Möglichkeiten moderner Smartphones, um Abstand zu schwierigen Gedanken zu entwickeln. Es gibt diverse Apps wie zum Beispiel „Voice Changer Plus", die es ermöglichen, einen belastenden Gedanken mit Helium- oder Roboterstimme oder von Darth Vader höchstselbst sprechen zu lassen, von einem Chor festlich intonieren zu lassen oder aus deinem quälenden Gedanken einen hitverdächtigen Popsong zu erstellen. Die Möglichkeiten sind nahezu unbegrenzt. Vielleicht magst du mal derart mit einem schwierigen Gedanken spielen und ausprobieren, was dir persönlich hilft, deinem Gedanken die Macht zu nehmen.

„Ich bin der Chef meines Verstandes": Wir mögen die Idee, unseren Verstand als einen altgedienten, sehr fleißigen und in vielen Bereichen überaus fähigen – und überdies unkündbaren – Mitarbeiter zu betrachten. Unser Verstand hat wie jeder Mitarbeiter seine Stärken und Schwächen. In einigen Bereichen ist er richtig gut, wenn es zum Beispiel darum geht, Probleme in der Außenwelt zu lösen. Sobald der Verstand ein Problem entdeckt, analysiert er die Ursachen und macht Pläne, es zu beseitigen. Er ist jedoch meistens nicht hilfreich, wenn es um den Umgang mit schwierigen Gedanken und Gefühlen geht. Gedanken und Gefühle folgen einer anderen Logik. Sie entziehen sich allen Versuchen, sie technisch zu managen, und die Warum-Frage läuft bei ihnen häufig ins Leere, was unseren Verstand regelmäßig dazu führt, sich in Endlosschleifen zu verlieren. Er meint es gut, er weiß es nicht besser. Wenn du als seine Chefin merkst, dass er sich endlos in Aktivitäten verbeißt, die zu keinem Ergebnis führen, musst du eingreifen. Und weil du eine freundliche Chefin bist, kannst du ihn erst mal dafür loben, wie fleißig und unermüdlich er ist. Aber bedenke, dass du ihm gegenüber auch eine Fürsorgepflicht hast. Also verordne ihm in diesem Fall erst mal eine Pause. Vielleicht erklärst du ihm auch, dass er mit seinem Im-Kreis-Laufen nichts beiträgt zu eurem gemeinsamen Projekt – nämlich ein glückliches und sinnerfülltes Leben zu leben –, und versprichst ihm dann, dass er später wieder eine Aufgabe kriegt, die seinen Kernkompetenzen besser entspricht. Nur Vorsicht! Du musst an dieser Stelle tatsächlich etwas direktiv sein, auch wenn dir das grundsätzlich schwerfallen sollte. Denn wenn du anfängst, mit deinem Verstand zu diskutieren, hast du von Anfang an verloren. Allem, was du sagst, wird er ein „Ja – aber" entgegensetzen. Er wird darauf beharren, dass es sich tatsächlich um ernste Dinge handelt, die man gründlich durchdenken muss, und er hat recht! Es nützt nur nichts – ganz im Gegenteil! Wenn wir unseren Verstand in seinen Endlosschleifen begleiten, versinken wir mehr und mehr in unserem Problem, und es wird immer schwieriger, sich daraus zu befreien.

„Dem Verstand einen Namen geben“: Wie ein Vorgesetzter seinen langjährigen Mitarbeiter beim Namen nennt, solltest du das mit deinem Verstand auch machen. Also gib ihm einen Namen, damit du besser und respektvoll mit ihm reden kannst. Einer von uns beiden Autoren hat seinen Verstand „Schlaumi“ getauft, der andere nennt ihn manchmal „mein kleiner Miesmacher“, weil er gern auf alles hinweist, was fehlt oder nicht gut läuft. Bedenke bitte bei der Suche nach einem Namen für deinen Verstand, dass er es im Grunde immer gut mit dir meint. Der „kleine Miesmacher“ ist demnach mit einem freundlichen Augenzwinkern gemeint.

Schwierige Gefühle entschärfen mittels Defusion: Wir können mittels Entschärfungstechniken nicht nur Gedanken, sondern auch Gefühlen Macht und Einfluss auf uns nehmen. Zum Beispiel könnten wir einem schwierigen Gefühl einen Namen geben. Eine Patientin kam auf die Idee, ihrer sie sehr einschränkenden Angst vor Menschen den Namen „Hella“ (nach der Komikerin Hella von Sinnen, welche die Patientin sehr mag) zu geben. Sie ging dazu über, zu Hause laut und unterwegs in Gedanken mit „meiner Beschützerin Hella“ zu sprechen. Im Bus (es war Coronapandemie-Zeit und der zweite Platz musste frei bleiben) hatte Hella neben der Patientin einen Ehrenplatz. Und zu Hause, vor dem geplanten und notwendigen Einkauf, sagte die Patientin zu ihrer Angst mit einem Lächeln: „Hella komm, wir müssen jetzt einkaufen. Ich weiß, du bist dagegen. Aber sonst müssen wir beide hungern.“ Diese Technik, ihre belastenden Ängste zu personifizieren und ihnen einen Namen zu geben, schaffte der Patientin einen Abstand zu ihren Ängsten und machte es ihr leichter, sie in herausfordernden Situationen im wahrsten Sinne „mitzunehmen“.

„Gedankenbomben entschärfen mit PEP“: Nun folgen zwei besondere PEP-inspirierte Techniken zur Gedankenentschärfung, die du nur hier und nicht in der üblichen Literatur zu ACT findest:

1. Gedanken beklopfen: Du kannst einen schwierigen Gedanken mittels der PEP-Klopftechnik wie eine belastende Situation bearbeiten. Sprich ihn zunächst laut aus (etwa: „Ich bin ein hoffnungsloser Fall!“), und schätze dann ein, wie sehr dich dieser Gedanke im Griff hat. Wo kannst du das möglicherweise körperlich spüren? Wie würdest du auf der Skala von 0 („Ist nur ein Gedanke, mehr nicht“) bis 10 („Dieser Gedanke beherrscht mich total, hat mich im Griff“) einschätzen, wie viel Macht dieser Gedanke gerade über dich hat? Halte diese Zahl für dich fest. Lass dich nun bewusst von diesem Gedanken packen. Sprich ihn mehrmals laut aus und spüre seine Macht. Gleichzeitig klopfst du die PEP-Klopfpunkte, so wie du es bereits kennst. Sprich bei jedem Punkt aufs Neue den

Gedanken laut oder in Gedanken aus, nimm wahr, wie er sich anfühlt und ob der Gedanke beim Klopfen des PEP-Punktes sich „leichter“, weniger machtvoll oder anderweitig auf eine hilfreiche Art anders anfühlt. Wenn du magst, kannst du auch eine Zwischenentspannung mit Augenkreisen, Zählen und Summen einlegen und daran eine zweite Klopfrunde anschließen. Schätze danach wieder ein, wie viel Macht dein Gedanke jetzt über dich hat.

2. Gedanken kurbeln: Eine weitere Möglichkeit, mit PEP einen Abstand zu einem schwierigen Gedanken zu schaffen, ist, ihn mit dem „Kurbeln“, verbunden mit einer selbststärkenden Selbstaffirmation zu bearbeiten. Such dir also wieder einen Gedanken aus, der dich belastet, und überlege dir, welche Selbststärkungsaffirmation sich für dich gut anfühlt. Hier einige mögliche Affirmationen:
„Auch wenn ich den Gedanken habe, dass ...
... kann ich mich gut behandeln.“
... kann ich mir selbst eine gute Freundin sein.“
... kann ich das machen, was mir wichtig ist.“
... kann ich diesen Gedanken loslassen.“
... kann ich mich bei meinem Verstand für diesen interessanten Gedanken bedanken.“
... bleibe ich der Chef meines Verstandes.“

Oder was immer sich für dich gut und stimmig anfühlt. Kurble nun und sprich dabei deinen Selbststärkungssatz einige Male laut aus.

Du kannst auch mal versuchen, die PEP-Techniken Klopfen und Kurbeln zu verbinden mit den anderen hier aufgeführten Entschärfungstechniken (zum Beispiel den Gedanken „Ich schaffe es nicht“ zu singen und dabei die PEP-Punkte zu klopfen).

„Wenn dat Enn vun de Welt naht, harr ik de Naachricht geern op Platt“ („Wenn das Ende der Welt bevorsteht, hätte ich die Nachricht gern auf Platt“): Einige unserer Patienten (von einer Patientin stammt der vorangehende Satz) finden es hilfreich im Rahmen der Gedankenentschärfung, den belastenden Gedanken in eine andere Sprache oder einen anderen Dialekt zu übersetzen. In unseren Ohren klingen die Sätze „Stultus sum“ (lateinisch für „Ich bin dumm“) und „Omnia stercus“ (lateinisch für „Alles Scheiße!“) viel besser als die hochdeutsche Variante. Probiere doch mithilfe eines Übersetzungsprogramms mal einige fremdsprachige Varianten eines dich belastenden Satzes aus und schaue, welche Übersetzung sich für dich leichter anfühlt. Von besagter Patientin kommt auch der Trick, Nachrichten nur ein Mal am Tag im Rahmen einer kurzen plattdeutschen Radiosendung zu hören und auf diese Weise einen gewissen Abstand zu den in aller Regel schlechten Nachrichten aufzubauen.

„Seilspringende Dickmännchen“: Du kannst deinen belastenden Gedanken auch optisch verändern, um einen Abstand zu ihm aufzubauen. Ganz konkret könntest du deinen Gedanken in einen Bildschirmschoner einbauen, ihn sich über den Bildschirm bewegen lassen, ihn mittels toller Effekte verfremden ... Probiere für dich aus, was deinem Gedanken an Macht nimmt. Eine Patientin liebt die Vorstellung, dass „Dickmännchen“ (eine Art hochgewichtige Strichmännchen) mit ihrem Gedanken spielen, ihn zum Beispiel wie eine Lakritzschnüre aufrollen, mit ihm seilspringen oder ihn zum Tauziehen benutzen ... Deiner Fantasie sind keine Grenzen gesetzt.

Die Kennedy-Technik: Oder erfinde ganz eigene Entschärfungstechniken. Wenn unsere Patienten Lust darauf haben, ist es uns eine große Freude, mit ihnen eigene Defusionstechniken zu schaffen, die sich im Therapieverlauf manchmal zu Running Gags oder Insidern entwickeln. Ein Patient erfand mit Blick auf ein Gemälde vom Brandenburger Tor, das in einem unserer Praxisräume hängt, die sogenannte Kennedy-Technik. John F. Kennedy tätigte ja seinerzeit den berühmten Ausspruch „Ick bin ein Berliner.“ Unser Patient wandelte nun den ihn oft quälenden Gedanken „Ich bin selber schuld an meiner Depression“ in den mit Stolz und breitem amerikanischem Akzent gesprochenen Satz um: „Ick bin selbst schuld an meiner Depression.“

„Blätter im Fluss“: Solltest du es mit sorgenvollen oder grüblerischen Gedanken zu tun haben, die sich wie eine Kette aneinanderreihen, immer wiederkehren und dir so vielleicht den Schlaf rauben, könntest du es mit der imaginativen Technik „Blätter im Fluss“ versuchen: Stell dir einen gemächlich vor sich hinplätschernden Fluss vor, der durch eine Landschaft fließt, die dir gefällt. Ob es diese Flusslandschaft tatsächlich oder nur in deiner Fantasie gibt, ist dabei ganz egal. Stell dir zudem vor, dass am Ufer des Flusses Bäume stehen, die immer mal wieder Blätter verlieren, die in den Fluss fallen. Nimm gedanklich unter einem der Bäume Platz und mache es dir dort bequem. Beobachte die Blätter, die immer wieder in den Fluss fallen und dann in einer langsamen und gemächlichen Geschwindigkeit an dir vorbeifließen. Nimm die Gedanken wahr, die dir durch den Kopf gehen, und lege sie auf die Blätter, die angenehmen wie die unangenehmen. Vielleicht magst du den Gedanken auf ein Blatt schreiben oder nur ein Stichwort, das für diesen Gedanken steht, oder ein für den Gedanken stehendes Symbol oder Gegenstand auf das Blatt legen. Und bleibe einfach nur an deinem Platz am Ufer sitzen und beobachte, wie die Blätter mit deinen Gedanken an dir vorbeifließen, bis sie irgendwann nicht mehr zu sehen sind. Versuche dabei nicht zu verändern, was auf den Blättern erscheint. Verändere auch nicht die gemächliche Geschwindigkeit des Flusses. Manchmal verhakt sich möglicherweise ein Gedanke, vielleicht an Ästen am Ufer, aber irgendwann trägt der Fluss auch diesen Gedanken in seiner Geschwindigkeit davon. Und neue Gedanken oder die Gedanken von eben werden auftauchen. Lege auch sie auf die immer wieder aufs Neue von den Bäumen herabfallenden Blätter und sieh ihnen beim Vorbeifließen zu. Bleibe ein bisschen bei dieser Übung und an deinem Platz am Ufer sitzen und lege immer wieder auftretende angenehme wie unangenehme Gedanken auf die herabfallenden Blätter. Es kann sein, dass dich zwischendrin ein Gedanke im Griff hat, es dir nicht gelingt, dich von ihm zu lösen und du quasi deinen Platz am Ufer verlässt, dem Gedanken folgst und diese Übung möglicherweise komplett vergisst. Das ist völlig normal, wenn dies geschieht. Stell dann einfach nur fest, dass du einem Gedanken gefolgt bist, und kehre wieder zu deinem Platz am Ufer zurück, ohne dich zu ärgern. Bleibe bei dem Bild des Flusses, solange du magst.

Es gibt unzählige weitere Varianten dieser Entschärfungstechnik speziell grüblerischer oder sorgenvoller Gedankenketten. Schau dich dazu gern mal im Internet oder in der Literatur zu ACT um. Möglicherweise gefällt es dir auch, belastende Gedanken auf Wolken zu legen oder in Luftblasen, die in einem großen Aquarium aufsteigen.

Wir würden uns freuen, wenn bei diesen Techniken zur Gedankenentschärfung für dich hilfreiche Werkzeuge dabei waren. Probiere sie einfach aus und spiele ein bisschen mit ihnen. Es geht wie gesagt beim Einsatz dieser Techniken nicht darum, die Gedanken ein für alle Mal „loszuwerden". Das funktioniert sowieso nicht. Es geht darum, dass sie leichter werden, und dazu ist auch eine gewisse Leichtigkeit in der Anwendung dieser Techniken notwendig. Wenn du merkst, dass das Ganze etwas Verbissenes bekommt, oder falls dein Verstand dir sagt: „Ich muss es perfekt machen" oder „Ich muss mich ordentlich anstrengen", dann bedanke dich bei ihm dafür, dass er dich motivieren möchte, und freue dich darüber, dass du bemerkt hast, wie schnell der Verstand doch wieder in alte Muster zurückfällt. Und vielleicht hast du ja Lust, den einen oder anderen „Ich muss"-Gedanken zu singen.

3.2.2 Die Big-5-Lösungsblockaden

Der Begriff stammt von Michael Bohne. Auch bei den fünf großen Lösungsblockaden geht es um Gedanken, und zwar solche, die Beziehungsmuster ausdrücken. Michael Bohne ist auf sie gestoßen, als er untersucht hat, warum bei 15–20 % der Menschen das Klopfen als Mittel zur Gefühlsmodulation nicht funktioniert. Dabei hat er festgestellt, dass diese Menschen regelmäßig in bestimmten gedanklichen Verstrickungen festhängen, und er hat fünf spezielle Klassen von Gedanken identifiziert, die dafür verantwortlich sind. Dabei handelt es sich um *Selbstvorwürfe, Fremdvorwürfe, Erwartungen an andere, inneres Schrumpfen/Altersregression* und zuletzt *einschränkende Loyalitäten.* Natürlich kann man auch schwierige Gedanken, die diesen fünf Clustern zugeordnet werden können, mit den Techniken entschärfen, die du gerade kennengelernt hast. Michael Bohne hat aber für jede dieser Lösungsblockaden spezielle Techniken entwickelt, um sie aufzulösen. Darum geht es in diesem Abschnitt.

Es kann sein, dass diese Techniken dir zunächst etwas komisch vorkommen. Aber wenn dein Verstand gleich loslegt, um sich darüber lustig zu machen, oder mit dem Gedanken daherkommt, dass das gar nicht funktionieren kann, sage ihm einfach, dass er jetzt ein bisschen Pause hat und dass du es einfach ausprobierst, anstatt lange mit ihm darüber zu diskutieren. Wir haben in der Selbstanwendung und in langjähriger therapeutischer Praxis äußerst positive Erfahrungen damit gemacht. Wir haben beobachtet, dass Menschen, die schon viele Jahre in einer Sackgasse steckten, wieder in den Fluss des Lebens kamen und dass sie damit schwierige und belastende Lebensthemen, die sie jahrelang niedergedrückt haben, lösen konnten, nachdem sie die Lösungsblockaden aufgelöst hatten.

Es kann sein, dass nicht jede dieser Big-5 für dich bedeutsam ist. Wir raten dir aber trotzdem, dich mit allen auseinanderzusetzen und die entsprechenden Techniken auszuprobieren. Man kann ja nie wissen!

Lösungsblockade Nr. 1: Selbstvorwürfe

Bei Selbstvorwürfen handelt es sich um eine besonders häufig verbreitete Lösungsblockade, die unser Leiden unter einem bestimmten Gefühl/einem Thema vergrößert. Ein Selbstvorwurf beschreibt das Phänomen, dass sich eine Person selbst etwas vorwirft, was sie sich noch nicht verziehen hat. Das ist nicht zu verwechseln mit einer durchaus positiven Manöverkritik, bei der ich mir überlege, wie ich das nächste Mal etwas besser machen kann, was diesmal schiefgelaufen ist. Wir sprechen hier von Vorwürfen, mit denen sich jemand in seiner ganzen Person abwertet. Viele Menschen werfen sich vor, dass sie die falschen Gefühle haben, dass sie die falschen Gedanken haben, dass sie schlecht oder zumindest nicht gut genug sind oder dass sie in bestimmten Situationen in unverzeihlicher Weise versagt haben.

Fallbeispiel: Susanne

Susanne kennst du ja schon. Sie leidet unter Schmerzen und Depressionen und ist deswegen krankgeschrieben. Sie geht häufig sehr hart mit sich ins Gericht und wirft sich vor, schwach zu sein und „nicht mehr zu funktionieren wie früher". Insbesondere hadert sie mit ihrer Entscheidung, ihre Ausbildung abgebrochen zu haben, als sie mit ihrem Sohn schwanger wurde. Diese Selbstvorwürfe haben sie immer wieder im Griff, setzen ihre Stimmung weiter herab und machen es ihr noch schwerer, angesichts ihrer Schmerzen und schwierigen Gefühle gut zu sich zu sein. Und obwohl sie weiß, dass sie damit immer tiefer in ihrer Depression versinkt und sich mehr und mehr von dem Leben entfernt, das sie eigentlich führen möchte, kann sie nicht damit aufhören.

Gibt es etwas, das du dir vorwirfst in Bezug auf dein Thema? Schreibe die Vorwürfe, die du dir selbst machst, auf einen Zettel und überlege dann, ob sie dir helfen, um mit deinem Gefühl/Thema umzugehen. In aller Regel tun sie das nicht. Im Gegenteil: Die Forschung zeigt sehr deutlich, dass wir umso eher in hilfreiche Verhaltensänderungen kommen, wenn wir mitfühlend mit uns sind (wir beschäftigen uns in Kapitel 4.6 noch ausführlich mit dem Thema Mitgefühl). Aber Achtung: Bevor du dir an dieser Stelle nun auch noch vorwirfst, dir selbst diese Vorwürfe zu machen, erinnere dich, dass dein Verstand dir diese Vorwürfe nicht auftischt, um dich zu quälen und dir das Leben zusätzlich schwer zu machen. Du kannst davon ausgehen, dass dein Verstand dir in allem, was er tut, helfen möchte, auch wenn diese guten Absichten nicht immer so klar ersichtlich sind. Was könnte dein Verstand also damit bezwecken, dass er dir diese Dinge vorwirft? Möchte er dich vielleicht aufrütteln, motivieren, erreichen, dass du dich noch mehr als in der Vergangenheit anstrengst? Und gelingt ihm das? Oder bist du eher noch frustrierter, mutloser und demotivierter? Dennoch: Dein Verstand meint es grundsätzlich gut und legt sich oft tüchtig für dich ins Zeug. Für seine emsigen und jahrelangen Bemühungen könntest du dich – auch wenn es dir vielleicht erst mal komisch vorkommt – bei deinem Verstand bedanken, wenn du an deine Selbstvorwürfe denkst, aber auch, wenn du grundsätzlich im Alltag einen Selbstvorwurf bei dir bemerkst. Das könnte dann zum Beispiel so aussehen: „Danke lieber Verstand für all diese Gedanken, mit denen du mich anspornen und motivieren möchtest." In der ACT ist das eine winzig kleine Defusionstechnik, die aber äußerst hilfreich sein kann.

In der PEP werden Lösungsblockaden in Gestalt von Selbstvorwürfen in drei Schritten aufgelöst:

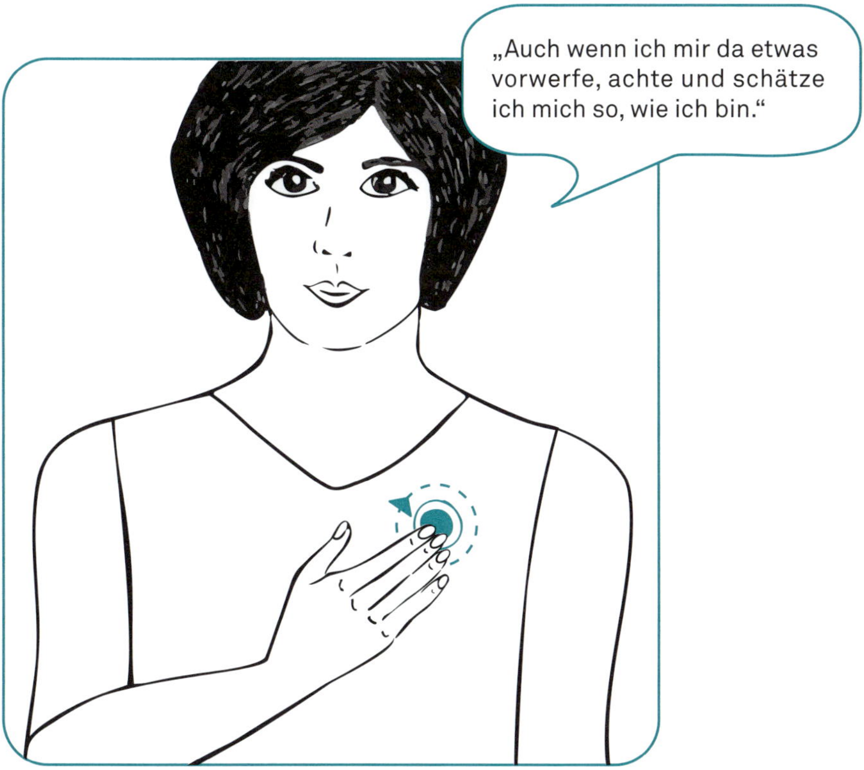

Abbildung 3-5: Selbstakzeptanz bei Selbstvorwurf (in Anlehnung an Bohne, 2022)

Der erste Schritt besteht in der Anwendung der dir bereits bekannten Selbstakzeptanzübung (dem „Kurbeln", siehe Abbildung 3-5). Susanne aus unserem Beispiel von eben entscheidet sich für: „Auch wenn ich mir da etwas vorwerfe, achte und schätze ich mich so, wie ich bin." Es ist übrigens gar nicht notwendig, diese Vorwürfe detailliert und ganz genau in Worte zu fassen. Du weißt ja, worum es geht, und diese Technik funktioniert auch mit einer eher allgemeinen Formulierung, wie beispielsweise „Auch wenn ich mir da Vorwürfe mache ...". Wichtig ist, dass der zweite Teil, in dem du deine Selbstakzeptanz ausdrückst, für dich stimmig ist. Manche Menschen können schlecht aussprechen, dass sie sich mögen und akzeptieren, weil sich alles in ihnen dagegen sträubt. Dann ist es notwendig, die Formulierung etwas zu „verdünnen" und zu relativieren. Anstelle von „... achte und schätze ich mich so, wie ich bin" könntest du beispielsweise sagen: „... will ich damit anfangen, mich so zu achten und zu schätzen, wie ich bin ..." oder noch mehr verdünnt: „... zeigt die psychologische Forschung, dass es äußerst gesund für mich wäre, wenn ich damit anfinge, mich zu lieben und zu akzeptieren, wie ich bin". Es kann sein, dass du zunächst ein bisschen experimentieren musst. Wenn du einen Satz gefunden hast, der stimmig ist, sprich ihn laut aus – also etwa: „Auch wenn ich mir diese Vorwürfe mache, liebe und akzeptiere ich mich so, wie ich bin!", während du die bekannten kreisförmigen Bewegungen mit der Handfläche oder den Fingerspitzen unterhalb des linken Schlüsselbeins machst. Spüre nun in dich hinein, ob deine Selbstvorwürfe weiterhin Macht über dich haben. Möglicherweise fühlen sie sich etwas leichter an.

Im zweiten Schritt (wenn deine Selbstvorwürfe weiter machtvoll sind), stelle dir in Bezug auf deine Selbstvorwürfe vier Fragen bezüglich der Beweggründe deines Verhaltens, das du dir vorwirfst. Sie lauten: 1. „Konnte ich nicht anders?", 2. „Wollte ich nicht anders?", 3. „Wusste ich es nicht besser?" und 4. „Oder war es eine Mischung?". Susanne wirft sich insbesondere den Abbruch ihrer Ausbildung vor. Aber wenn sie ehrlich zu sich ist, muss sie feststellen, dass sie in dieser Situation aufgrund der Geburt ihres Sohnes gar nicht anders konnte.

Wie ist es bei dir? Was waren deine Beweggründe für dein Handeln? Konntest du nicht anders? Wolltest du nicht anders? Wusstest du es nicht besser? Oder war es von allem ein bisschen?

Im dritten Schritt schließt sich eine abschließende Verzeihübung an (siehe Abbildung 3-6): Klopfe mit dem Zeigefinger der einen Hand den Zeigefinger der anderen Hand und sprich dazu laut folgenden Satz: „Und jetzt verzeihe ich mir [wenn du magst: volle Pulle, total, vollumfänglich ...] das, was ich mir da vorwerfe, weil mir nun klar wird, dass ich nicht anders konnte/wollte/wusste [je nachdem, was für dich passt]." Bei Susanne lautet dieser Satz: „Und jetzt verzeihe ich mir volles Kanonenrohr, was ich mir da immer noch vorwerfe, weil mir jetzt klar wird, dass ich damals nicht anders konnte, weil mein Sohn mich brauchte und ich alleinerziehend war." Erhebe dann feierlich deine rechte Hand und sage laut: „Und dazu stehe ich!" Wiederhole dieses Selbstverzeihritual ein paar Mal. (Wenn du bei dem, was du dir vorwirfst, auch anders hättest handeln können, musst du den Satz natürlich anpassen, zum Beispiel so: „Und jetzt verzeihe ich mir, was ich mir da vorwerfe, weil mir klar ist, dass ich aus guten Gründen gar nicht anders wollte, oder damals vielleicht auch gar nicht anders wollen konnte.")

Wie geht es dir nach dieser Selbstakzeptanzübung und der Selbstverzeihübung in Bezug auf dein belastendes Gefühl/Thema? Solltest du nach dieser Verzeihübung deine Selbstvorwürfe noch immer als machtvoll erleben, laden wir dich ein, noch ein bisschen zu „kurbeln", um deine Selbstvorwürfe weiter zu entmachten und zu integrieren.

Ein wenig Humor kann übrigens helfen, die Schwere aus vielen belastenden Dingen zu nehmen. Deshalb haben wir hier ein paar (teilweise absichtlich etwas

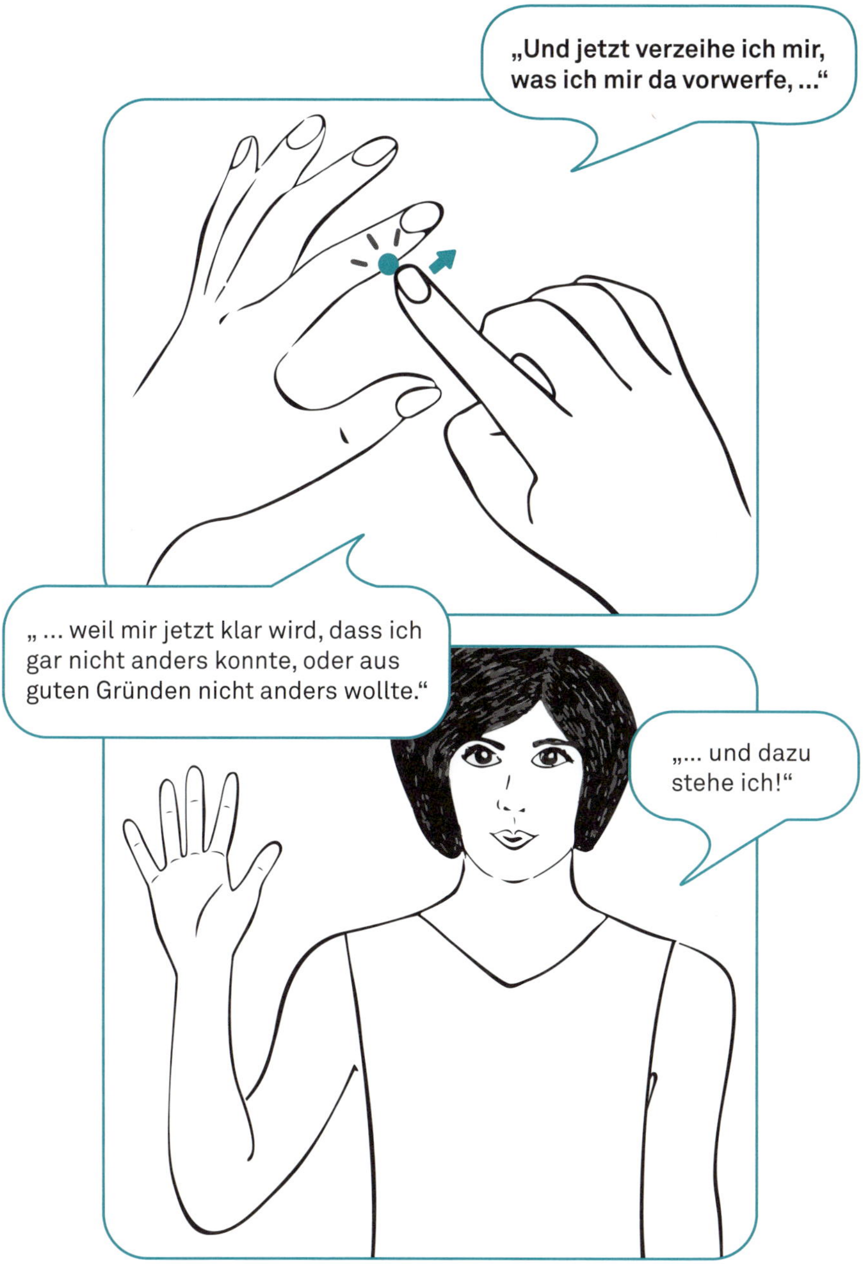

Abbildung 3-6: Selbstverzeihübung bei Selbstvorwurf (in Anlehnung an Bohne, 2022)

augenzwinkernde) „Kurbelsätze“ zusammengestellt. Probiere sie doch einfach aus.

- „Auch wenn ich mir noch immer etwas vorwerfe, liebe und akzeptiere ich mich so, wie ich bin [oder wie auch immer der Satz für dich am Ende lauten mag].“
- „Auch wenn ich eine gewisse Begabung bei mir entdecke, mir etwas vorzuwerfen, liebe und akzeptiere ich mich so, wie ich bin.“
- „Auch wenn ich in mir eine bis dahin verborgene Hochbegabung erkenne, mir etwas vorzuwerfen, liebe und akzeptiere ich mich so, wie ich bin.“
- „Auch wenn es in der Disziplin der Selbstvorwürfe bei mir für olympisches Gold reichen könnte, liebe und akzeptiere ich mich so, wie ich bin.“

Sollten deine Selbstvorwürfe nach wie vor machtvoll sein, empfehlen wir dir, einen für dich stimmigen Satz zu suchen, in dem es darum geht, deine Selbstvorwürfe mehr und mehr loszulassen. Er sollte für dich persönlich passen und sich gut anfühlen und könnte zum Beispiel lauten: „Ich befreie mich, indem ich meine Selbstvorwürfe mehr und mehr loslasse“ oder „Ich mache mir und meinen Lieben ein Geschenk, indem ich meine Selbstvorwürfe nicht mehr wichtig nehme“. Eine andere Möglichkeit für einen Kraftsatz zur fortwährenden Entschärfung deiner Selbstvorwürfe könnte auch lauten:

„Da, wo ich mir sonst Selbstvorwürfe gemacht habe ...
... bin ich nun freundlich und nachsichtig mit mir.“
... sage ich von nun an von Herzen *Ja* zu mir.“
... schaue ich von nun an mit einem liebevollen Blick auf mich.“

Wir empfehlen dir, dich über acht Wochen täglich zweimal mit diesem Satz auseinanderzusetzen, indem du ihn dir laut oder leise vorliest, ihn dir aufschreibst etc.

Lösungsblockade Nr. 2: Fremdvorwürfe

Hierbei handelt es sich um Vorwürfe, die wir anderen machen. Sich selbst Vorwürfe zu machen, ist immer schlecht. Anderen Vorwürfe zu machen, kann durchaus sinnvoll und absolut berechtigt sein. Wenn eine innere Vorwurfshaltung – aus welchen Gründen auch immer – nicht in eine zielgerichtete und Erfolg versprechende Handlung mündet, richtet sich die Energie, die darin steckt, aber gegen uns selbst. An dieser Stelle kann man übrigens wieder einmal feststellen, dass unser Verstand nicht immer hilfreich ist, denn er argumentiert damit, dass der Vorwurf gerechtfertigt ist und ich deshalb unbedingt an ihm festhalten muss. Aber es geht nicht darum, ob er richtig ist, sondern ganz allein darum, ob er mir hilft, meinen Weg zu gehen. Entscheidend ist immer die Frage: Stärkt mich dieser Vorwurf oder schwächt er mich? Wenn Vorwürfe uns stärken, müssen wir ihnen in geeigneter Form Ausdruck verleihen. Wenn sie uns allerdings schwächen, sollten wir sie loslassen, und dazu hilft es, mit ACT- und PEP-Interventionen an ihnen zu arbeiten.

Uns ist dabei noch wichtig zu betonen, dass es nicht darum geht, jemandem etwas zu verzeihen. Häufig liest man ja in irgendwelchen psychologischen Ratgebern, dass es notwendig ist, anderen – womöglich noch von ganzem Herzen – zu verzeihen, um selbst vom Haken zu kommen. Wir sind keine großen Freunde des allzu schnellen Verzeihens und denken auch, dass das in Fällen, in denen großes Unrecht begangen worden ist, oft nicht leistbar ist. Stattdessen geht es darum, dass nicht wir die Last begangenen Unrechts ein Leben lang auf unseren Schultern tragen, sondern dass wir die Verantwortung dort belassen, wo sie hingehört, und uns damit selbst befreien.

Transformation von Fremdvorwürfen

Welche Vorwürfe gegenüber anderen Menschen, Institutionen, der Gesellschaft, dem Schicksal trägst du mit dir herum? Manche Menschen weisen diese Frage weit von sich, weil sie gelernt haben, dass man nicht nachtragend sein darf, freundlich und konziliant sein soll und unter allen Umständen die Harmonie aufrechterhalten muss. Aber die meisten Menschen haben Fremdvorwürfe an Bord. Und wenn du merkst, dass du immer wieder ärgerlich wirst, wütend oder frustriert, solltest du auf die Suche nach Fremdvorwürfen gehen, die dafür so gut wie immer verantwortlich sind.

Wie bei der Transformation der Selbstvorwürfe begegnen wir unseren Fremdvorwürfen im ersten Schritt mit dem „Kurbeln" eines Selbstakzeptanz-Satzes (siehe Abbildung 3-5). Der Selbstakzeptanz-Satz könnte zum Beispiel lauten: „Auch wenn ich Person X das und das vorwerfe, achte und schätze ich mich so, wie ich bin." Wie bei den Selbstvorwürfen müssen wir die Fremdvorwürfe nicht konkret benennen, sondern können die Formulierungen im Allgemeinen belassen.

Um das Ganze selbst auszuprobieren, brauchst du also einen dich schwächenden Vorwurf – wem auch immer gegenüber – und einen stimmigen Satz, in dem du Wertschätzung und Akzeptanz dir selbst gegenüber ausdrückst. Das Prinzip ist immer wieder dasselbe. Wenn du noch nicht Großmeister der Selbstakzeptanz bist, musst du den entsprechenden Satz eventuell ein wenig verdünnen. Am besten schreibst du den ganzen Satz (beide Teile: „Auch wenn ich da den und den Vorwurf an Bord habe, achte und schätze ich mich so, wie ich bin") zunächst auf und sprichst ihn einige Male begleitet von der Kurbelbewegung. Spüre dann in dich hinein, ob die Fremdvorwürfe weiterhin Macht über dich haben. Idealerweise fühlen sie sich bereits jetzt etwas leichter an.

Im zweiten Schritt stellst du dir wieder die vier Fragen in Bezug auf die Beweggründe der Personen, denen du ein bestimmtes Handeln vorwirfst: „Konnte er/sie nicht anders?“, „Wollte er/sie nicht anders?“, „Wusste er/sie es nicht besser?“ oder „War es eine Mischung?“. Wichtig ist, dass es dabei nicht darum geht, das Handeln dieser Personen zu verstehen, zu rechtfertigen oder zu relativieren, sondern es geht lediglich um die Erweiterung einer Perspektive, die hilfreich ist, um im nächsten Schritt die Verantwortung wieder dahin zu schieben, wo sie hingehört.

Im dritten Schritt schließt sich ein Ritual an, indem du eine Klärung von Verantwortlichkeit vornimmst (siehe Abbildung 3-7): Dein linker Arm zeigt dabei nach hinten (du kannst dir vorstellen, in die Vergangenheit oder zur anderen Person), während deine rechte Hand den bekannten Selbststärkungspunkt über deinem Herzen kurbelt. Sage dabei laut folgenden Satz, den du natürlich für dich stimmig anpassen kannst: „Ganz egal, ob ... [die Person, an die du die Verantwortung zurückgibst] nicht anders konnte oder wollte, lasse ich die gesamte Verantwortung für sein/ihr Verhalten bei ihm/ihr und übernehme nur die Verantwortung für mein Verhalten und meine Reaktionen.“

Wichtig: Ein Kind trägt keine Verantwortung, wenn schlimme Dinge geschehen, auch nicht für seine Reaktionen. Wenn der Vorwurf in deine Kindheit zurückreicht, du also noch ein Kind warst, als das, was du der Person vorwirfst, passiert ist, solltest du daher eine Formulierung ähnlich der folgenden nutzen: „Ganz egal, ob ... [mein Vater/meine Mutter/mein Lehrer etc.] nicht anders konnte oder nicht anders wollte, lasse ich die gesamte Verantwortung für das, was er/sie getan oder unterlassen hat, voll und ganz bei ihm/ihr, denn er/sie war erwachsen und ich war ein Kind.“

Wenn du magst, kannst du den Satz auch noch etwas ausbauen, etwa indem du verschiedene Verantwortungsbereiche einzeln benennst: „Ab sofort lasse ich die gesamte Verantwortung, also die juristische, die moralische, die menschliche, die karmische (wer weiß, als was die Person wiedergeboren wird, angesichts dessen, was sie getan hat) bei diesem Menschen.“

Wiederhole das Ritual der Verantwortungsrückgabe wie beschrieben zwei- bis dreimal. Spüre dann in dich hinein, ob die Last dieses Vorwurfs kleiner geworden ist.

Es kann sehr hilfreich sein, nach diesem Ritual eine passende Selbststärkungsaffirmation zu entwickeln, wie beispielsweise „Ich befreie mich selbst, indem ich die Verantwortung da lasse, wo sie hingehört!“, „Ich lasse nicht mehr zu, dass dieser Mensch mir mit dem, was er getan hat, meine Freude vermiest!“ oder „Auch

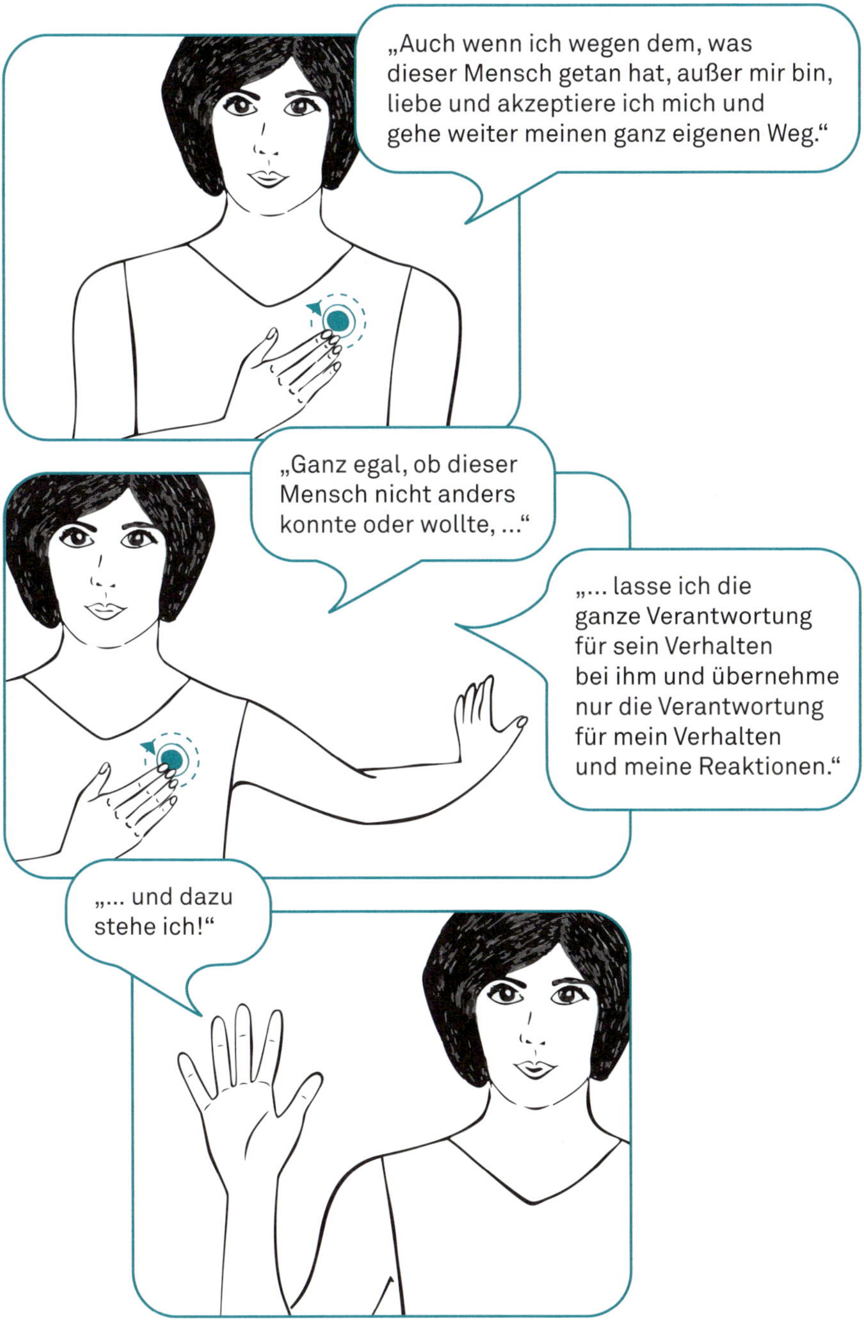

Abbildung 3-7: Ritual zur Rückgabe von Verantwortung (in Anlehnung an Bohne, 2022)

wenn das, was dieser Mensch getan hat, wirklich schlimm war, gehe ich lustvoll und selbstbestimmt meinen Weg!". Probiere einfach ein bisschen aus, wie sich die Sätze anfühlen, wenn du sie aussprichst. Du wirst es spüren, wenn du einen Satz gefunden hast, der für dich passt. (Das „spüren" ist übrigens wörtlich gemeint. Über die Stimmigkeit von Kraftsätzen entscheidet der Körper, und nicht der Verstand!) Schreibe den Selbststärkungssatz auf und sprich ihn in den nächsten acht Wochen jeden Tag zwei- bis dreimal laut aus.

Lösungsblockade Nr. 3: Erwartungen an andere

Die nächste Lösungsblockade, die wir mit dir zusammen auflösen möchten, sind die Erwartungen anderen gegenüber. Wie bei den Fremdvorwürfen geht es an dieser Stelle nicht darum, ob diese begründet oder berechtigt sind. Wir sprechen hier von Erwartungen, die dich schwächen, weil du an ihnen festhältst, obwohl du immer wieder leidvoll erlebst, dass sie nicht erfüllt werden. Mit solchen Erwartungen machen wir uns von anderen abhängig und erleben dabei immer wieder, dass unsere Wünsche und Bedürfnisse nicht gesehen und nicht respektiert werden. Und wir erleben dabei, dass wir machtlos sind.

Wenn uns Erwartungen an andere blockieren, können wir sie wieder mithilfe einer Variation des „Kurbel-Rituals" auflösen. Mach dir zunächst bewusst, welche Erwartungen dir immer wieder in die Quere kommen, deinen eigenen Weg zu gehen, und schreibe sie am besten auf. Susanne hat beispielsweise die Erwartung an ihren Sohn, dass er sie als Mutter mit Respekt zu behandeln hat.

Im Weiteren laden wir dich ein, eine Reihe von Sätzen „durchzukurbeln", das heißt, sie laut auszusprechen und dabei mit einer Hand die nach außen kreisende Bewegung unter deinem linken Schlüsselbein durchzuführen. Humor ist an dieser Stelle durchaus hilfreich und schmunzeln erlaubt.

Formuliere zunächst einen Selbststärkungssatz bezüglich deiner Erwartungshaltung, der sich für dich passend anfühlt. Er könnte zum Beispiel lauten: „Auch wenn ich an Person X die Erwartung habe, dass ..., achte und schätze ich mich so, wie ich bin."

Dann folgt eine Kaskade weiterer Sätze, die du natürlich wieder für dich anpassen kannst:

- „Auch wenn ich mit dieser Erwartung ein Ziel definiert habe, dessen Erreichen nicht in meiner Hand liegt, achte und schätze ich mich so, wie ich bin."
- „Auch wenn ich mich mit dem Festhalten daran ein bisschen von Person X abhängig gemacht habe, achte und schätze ich mich so, wie ich bin."
- „Auch wenn ich mich dadurch gar einen Hauch versklavt habe, achte und schätze ich mich so, wie ich bin."

- „Auch wenn ich der Person damit Macht über meine Gefühle verliehen habe, achte und schätze ich mich so, wie ich bin."
- „Auch wenn ich dieser Person somit eine Fernbedienung über meine Gefühle in die Hand gegeben habe, achte und schätze ich mich so, wie ich bin."
- „Auch wenn ich der Person X immer wieder frische Batterien für die Fernbedienung über meine Gefühle gegeben habe, achte und schätze ich mich so, wie ich bin."

Halte nun inne und spüre nach, wie sehr dich deine Erwartungshaltung jetzt nach diesem Ritual noch im Griff hat. Sollte sie nach wie vor machtvoll sein, empfehlen wir dir, einen Kraftsatz zu formulieren, indem du den Gewinn, den das Loslassen dieser Erwartung für dich hätte, benennst.

Beispiele hierfür könnten sein:

- „Ab jetzt befreie ich mich dadurch, dass ich meine Erwartungen loslasse!"
- „Jetzt bereichere ich mein Leben dadurch, dass ich meine Erwartungen [komplett, einfach etc.] loslasse!"
- „Jetzt mache ich mir das Leben so viel leichter, indem ich diese blöden Erwartungen einfach loslasse!"
- „Es ist ein Zeichen meiner hohen emotionalen Intelligenz, dass ich meine Erwartungen jetzt loslasse!"

Und denk daran, auch für diese Kraftsätze gilt: Acht Wochen lang zwei- bis dreimal täglich laut aussprechen!

Lösungsblockade Nr. 4: Altersregression/inneres Schrumpfen

In Bezug auf uns belastende Themen kommt es manchmal vor, dass wir uns jünger oder auch körperlich kleiner fühlen, als wir eigentlich sind, wir gleichsam innerlich schrumpfen. Das ist tatsächlich ein sehr weitverbreitetes Phänomen, auch wenn man sich dieses inneren Schrumpfens nicht unbedingt bewusst ist. Jan geht es beispielsweise so, dass er gefühlsmäßig sofort zum Sechsjährigen regrediert, wenn er zufällig seiner alten Klassenlehrerin aus der Grundschule über den Weg läuft. Michael wird regelmäßig zum kleinen Jungen, wenn er sich von Menschen, die ihm wichtig sind, nicht verstanden oder nicht gehört fühlt. Im Fall mit der alten Lehrerin ist das irritierend bis amüsant, auf jeden Fall nicht weiter problematisch. Schwierig wird es allerdings, wenn uns dieses innere Schrumpfen in einer herausfordernden Situation passiert, die den ganzen, souveränen, erwachsenen Menschen fordert.

Wir laden dich ein, ein kleines, möglicherweise etwas ungewöhnliches Gedankenexperiment mit uns auszuprobieren: Denk doch mal an das dich belastende Thema. Stell dir dann vor, dein tatsächliches Lebensalter in die Luft zu werfen – und schau mal, welches Alter auf dem Boden aufkommt. Oder spüre einfach in dich hinein und nimm wahr, wie alt du dich in Bezug auf dein Thema fühlst. Susanne aus unserem Beispiel fühlt sich in Bezug auf die aktuellen Konflikte mit ihrem Sohn oft zurückgeworfen in eine Zeit in Kindertagen, in der ihr Bruder ziemlich verletzend und gemein zu ihr war, und sie fühlt sich in Bezug auf ihr aktuelles Thema etwa „zwölf Jahre alt".

Auch der Altersregression begegnen wir in der PEP in zwei Schritten, unter anderem mit einem mit dem „Kurbeln" verbundenen Selbststärkungssatz.

Im ersten Schritt formuliere einen Selbststärkungssatz bezüglich der vorliegenden Altersregression. Er könnte zum Beispiel lauten: „Auch wenn ich [in diesem Kontext/in Bezug auf meine Mutter/im Streit mit meinem Mann/beim Gedanken an das Finanzamt etc.] innerlich schrumpfe und vergesse, wie alt und erwachsen ich in Wirklichkeit bin, achte und schätze ich mich so, wie ich bin." Pass den Satz bitte wieder so an, dass er für dich stimmig ist. Susanne aus unserem Beispiel formuliert für sich den Satz: „Auch wenn ich in der Auseinandersetzung mit meinem Sohn etwas schrumpfe und vergesse, wie erwachsen ich in Wirklichkeit bin, mag ich mich."

Im zweiten Schritt bilde eine Affirmation bezüglich deines echten Alters. Diese könnte zum Beispiel lauten: „Ab jetzt genieße ich es, auch [in diesem Kontext/in meiner Ehe/gegenüber meiner Chefin/gegenüber dominanten Persönlichkeiten] die souveräne erwachsene Frau/der souveräne erwachsene Mann zu bleiben, die/der ich in Wirklichkeit bin." Auch diese Affirmation solltest du dir über acht Wochen zwei- bis dreimal täglich laut vorsagen.

Lösungsblockade Nr. 5: parafunktionale Loyalitäten

Loyalität und Treue sind für viele Menschen, auch für uns Autoren, grundsätzlich wichtige Werte. Manchmal jedoch sind wir in Loyalitäten so verstrickt, dass sie uns innerlich blockieren und daran hindern, unseren Lebensweg zu suchen und zu gehen. Solche Loyalitäten nennen wir parafunktional, also „nebenfunktional", weil sie nur noch eine Belastung sind und ihren ursprünglichen Zweck, nämlich Verbundenheit zu den Menschen zu stiften, auf die sie sich beziehen, verloren haben. Das klassische Beispiel wären die Eltern oder Großeltern, die aufgrund von Krieg oder Vertreibung großes Leid erfahren mussten. Wenn meine Eltern oder Großeltern so gelitten haben – darf ich dann ein glückliches und unbeschwertes Leben führen, oder verletze ich dadurch eine Loyalität? Wenn meine Geschwister ihr Leben nicht auf die Reihe kriegen – darf ich dann durchstarten und erfolgreich sein?

Parafunktionale Loyalitäten können sich auch auf eigene, verletzte kindliche Anteile beziehen. So erleben wir es häufig in der Therapie mit Menschen, die in ihrer Kindheit traumatische Erfahrungen gemacht haben, dass sie sich selbst nicht erlauben, glücklich zu sein, weil dann das Leid, das sie früher erlebt haben, nicht mehr gewürdigt wird. Das Unglück des Erwachsenen dient sozusagen als letzter Zeuge für das, was dem Kind angetan wurde.

Solche parafunktionalen Loyalitäten entfalten ihre Wirkung häufig unterhalb der Bewusstseinsschwelle, und wir müssen sie zunächst ins Bewusstsein holen, um mit ihnen zu arbeiten und sie in unser Leben integrieren zu können. Dazu kann es sinnvoll sein, entsprechende „Testsätze" auszusprechen und nachzuspüren, wie sie sich anfühlen: „Meine Mutter erlaubt es mir, eine erfüllte Partnerschaft zu leben", „Mein Vater erlaubt es mir, dass ich meinen eigenen Weg gehe", „Mein Mann erlaubt es mir, dass ich erfolgreich bin und Karriere mache" – wie fühlt sich das an, wenn du solche Sätze, natürlich angepasst auf deine eigene Situation, aussprichst? Vorsicht! Denke nicht darüber nach, ob sie stimmen! Spüre einfach hinein, und wenn du merkst, dass sich beim Aussprechen in dir etwas versteift, ist es ein starker Hinweis, dass dich hier eine falsche Loyalität im Griff hat.

Auflösen können wir diese fehlgeleiteten Loyalitäten wiederum mit einem Ritual in zwei Schritten, das einen selbststärkenden Satz und das „Kurbeln" kombiniert.

Du kennst das ja schon: Im ersten Schritt sprichst du einen passenden „Auch wenn ... kann ich dennoch"-Satz und kurbelst dabei deinen Selbststärkungspunkt unterhalb des linken Schlüsselbeins. Also: „Auch wenn ich mir aus Loyalität zu [meiner Mutter/meinem Vater/meinen Geschwistern/meiner Partnerin/meinem verletzten kindlichen Selbst etc.] nicht erlaube, [glücklich/gesund/mit mir selbst zufrieden/erfolgreich etc.] zu sein, achte und schätze ich mich so, wie ich bin." Susanne wählt den Selbststärkungssatz „Auch wenn ich mir aufgrund einer Loyalität zu meiner Mutter bislang nicht erlaubt habe, eine gute Beziehung zu meinem Sohn zu haben, mag ich mich."

Im zweiten Schritt formuliere einen Kraftsatz, in dem die parafunktionale Loyalität transformiert wird. In diesem Kraftsatz geht es häufig darum, dass die Verbundenheit zu den Menschen, auf die sich die Loyalität bezieht, aufrechterhalten werden kann, auch wenn ich mich anders verhalte. Zum Beispiel: „Wenn ich jetzt [glücklich bin/meinen eigenen Weg gehe/mein Leben genieße etc.], bleibe ich meiner Mutter liebevoll verbunden."

Oder auch (zweite Satzhälfte):

... bleibe ich das Kind meiner Mutter."

... bleibe ich meiner Mutter auf angemessene Art verbunden."
... ruht der Segen meiner Mutter auf mir."
... bleibt das Leid meiner Mutter gewürdigt."
... tue ich dies auch meiner Mutter zu Ehren."
... tue ich dies auch stellvertretend für meine Mutter."

Manchmal ist es sinnvoll, diese Formel mehr in Richtung Autonomie zu wenden. Ein Testsatz wie beispielsweise „Meine Mutter erlaubt es mir nicht, glücklich zu sein" lässt sich ja in zwei Richtungen lesen: Einerseits könnte es sein, dass ich mir angesichts des Unglücks meiner Mutter selbst nicht erlaube, glücklich zu sein. Es könnte aber auch sein, dass sie mir mein Glück tatsächlich nicht gönnt und das mehr oder weniger deutlich zum Ausdruck bringt. In diesem Fall lege ich mir das Verbot nicht – oder zumindest in viel geringerem Maße – selbst auf, sondern es kommt von meiner Mutter, meinem Vater, meinen Geschwistern, von wem auch immer. Um sich aus solchen Verboten zu befreien, bieten sich Sätze der folgenden Art an:

- „Auch wenn meine Mutter es mir nicht gönnt, glücklich zu sein, kann ich es trotzdem tun!"
- „Auch wenn mein Vater etwas dagegen hat, dass ich meinen eigenen Weg gehe, entscheide ich selbst, was gut für mich ist!"
- „Auch wenn es schlecht mit dem Selbst- und Weltbild meines Partners vereinbar ist, wenn ich mehr Geld verdiene und erfolgreicher bin als er, kann ich trotzdem lustvoll durchstarten!"

Es ist hilfreich, sich vor Augen zu führen, wie diese Sätze funktionieren. Durch die „Auch wenn ... trotzdem"-Konstruktion werden zwei Dinge miteinander kompatibel, die vorher unvereinbar waren. In der ACT gibt es eine Defusionsmethode, in der etwas Ähnliches passiert, und zwar ersetzt man dort das Wort „aber" durch das Wort „und". „Aber" ist ausschließlich. Der Satz „Ich möchte gerne singen, aber ich habe keine schöne Stimme" verbietet mir definitiv zu singen. Wenn ich das „aber" durch ein „und" ersetze, ist das durchaus möglich. Auf einmal passen zwei Dinge zusammen, die sich vorher ausgeschlossen haben.

3.3 Überlebensstrategien aus der Kindheit

Es gibt noch eine bestimmte Klasse von Kognitionen, die wir hier gesondert behandeln wollen, und das sind die sogenannten „Überlebensregeln“. Der Begriff stammt von dem Arzt und Psychotherapeuten Serge K.D. Sulz, der einen Therapieansatz entwickelt hat – die Strategisch Behaviorale Therapie (SBT) –, in der diese Regeln eine zentrale Rolle einnehmen (vgl. Hauke, 2012). Überlebensregeln sind Regeln, die sich zwar grundsätzlich formulieren lassen, die aber meistens nicht explizit als Gedanken in unserem Kopf auftauchen, sondern unbewusst in Verhaltens- und Erlebensautomatismen wirksam werden. Genau darin liegt auch ein großer Teil der Macht, die sie über uns ausüben.

Die Idee dahinter ist eigentlich ganz einfach: Jedes Kind hat zentrale Bedürfnisse. Es braucht Liebe, Wärme, Sicherheit, Zugehörigkeit, Gesehenwerden und Anerkennung, und es braucht Autonomie. Die Erfüllung dieser Bedürfnisse ist für das Kind lebensnotwendig; ohne sie kann es nicht gedeihen und sich weder kognitiv noch emotional entfalten. Das Kind kann sich diese Bedürfnisse allerdings nicht selbst erfüllen, sondern ist auf das Umfeld, in das es zufällig hineingeboren wurde, angewiesen. Leider ist die Erfüllung dieser zentralen Bedürfnisse niemals ein Selbstläufer. Bei den einen Kindern funktioniert es schlechter, bei den anderen besser, aber niemals ganz ohne Probleme oder Verwerfungen. Deshalb entwickelt das Kind jeweils genau angepasst auf den familiären Kontext ein Set von Strategien und Verhaltensregeln, die sicherstellen sollen, dass diese zentralen Bedürfnisse zumindest ansatzweise erfüllt werden. Wir alle haben solche Überlebensstrategien oder Überlebensregeln, die natürlich aufgrund unserer jeweils unterschiedlichen Entwicklungsgeschichte unterschiedlich ausgeprägt sind. Es gibt aber schon gewisse Prototypen, die als übergeordnete Muster immer wieder erkennbar sind. So gibt es beispielsweise Kinder, die lernen „Ich muss immer freundlich sein!“, „Ich muss immer für Harmonie sorgen!“, „Ich darf mich selbst nicht wichtig nehmen und darf die anderen niemals enttäuschen!“ und „Ich darf niemals wütend oder ärgerlich sein!“. Ein anderes Kind lernt vielleicht „Ich muss immer die Beste sein – in der Schule, im Sport, in der Musik, im Sozialen!“, „Ich muss immer Topleistung bringen!“, „Ich muss immer perfekt sein!“ und „Ich muss mich immer anstrengen und darf niemals nachlassen!“. Und ein drittes Kind lernt vielleicht „Ich darf keine Schwäche zeigen!“, „Ich darf keine ‚weichen‘ Emotionen wie Traurigkeit oder Angst zulassen!“ und „Ich muss immer aggressiv für meine Interessen kämpfen und meine Grenzen verteidigen!“. Das sind solche typischen Muster.

Daraus kann eine Reihe von Problemen entstehen. Das erste ist, dass dieses Regelwerk, wenn es einmal etabliert ist, äußerst rigide und unflexibel ist. Für das Kind steht das emotionale Überleben auf dem Spiel, und wenn es einmal erfahren hat, dass diese Regeln ihm die Erfüllung seiner elementaren Bedürfnisse ermöglichen, hält es eisern und unter allen Umständen daran fest, auch wenn die Regeln in bestimmten Situationen nicht funktionieren oder sogar schädlich sind. Das zweite Problem ist, dass diese Regeln häufig einen hohen Preis haben. Wenn ich beispielsweise gelernt habe, dass ich mich nicht wichtig nehmen darf, dass es immer um die anderen geht und dass ich immer zurückstecken muss, bleiben meine eigenen Interessen und Wünsche zwangsläufig auf der Strecke.

Das dritte Problem hat damit zu tun, dass dieses Regelwerk absolut automatisiert abläuft, wie ein Mechanismus, der immer wieder selbstständig einrastet. Wir folgen ihm blind, anstatt bewusste, autonome Entscheidungen zu treffen.

Wenn wir also aus diesen Schemata ausbrechen und unser Leben selbstbestimmt gestalten wollen, müssen wir uns erst bewusst machen, wie dieser Mechanismus wirksam wird. Wir müssen also den „impliziten" Gedanken, der dahintersteckt, herausarbeiten, sodass wir uns ihm gegenüber verhalten können.

Sulz hat dazu ein syntaktisches Schema entwickelt, das auf den ersten Blick ein bisschen sperrig ist, sich aber vielfach bewährt hat.

Struktur der Überlebensregel von Serge K. D. Sulz (vgl. Hauke, 2012)

Nur wenn ich immer ...
gebotenes „nützliches" Verhalten
(z. B. freundlich, zurückhaltend, sorgend, bescheiden bin)
und wenn ich niemals ...
verbotenes/tabuisiertes Verhalten
(z. B. wütend, beleidigt, ungeduldig, fordernd, trotzig bin)
bewahre ich mir ...
Befriedigung meines zentralen Bedürfnisses
(z. B. Liebe, Anerkennung, Willkommensein, Unabhängigkeit)
und vermeide ...
Eintreten einer zentralen Bedrohung/Angst
(z. B. Liebesverlust, Ablehnung, angegriffen zu werden, Vernichtung)

Auf dieser Ebene klingt das vielleicht etwas abstrakt. Aus dem folgenden Ausschnitt aus einer Therapiestunde sollte aber deutlich werden, wie man die Überlebensregeln konkret herausarbeiten kann. Den Ausgangspunkt bildet dabei eine schwierige zwischenmenschliche Situation, in diesem Fall von Frau M, frisch gebackene Führungskraft in einer Bank und alleinerziehende Mutter, die du bereits im Einführungskapitel kennengelernt hast.

Frau M berichtet darüber, wie sie sich am letzten Wochenende, an dem ihre Tochter turnusmäßig bei ihrem Ex-Mann übernachten sollte, nach längerer Zeit wieder einmal mit einem Mann zu einem Date verabredet hatte. Als sie im Restaurant beim Essen saßen, klingelte ihr Telefon. Es war ihr Ex-Mann.

Frau M Eigentlich wollte ich ja nicht rangehen, wie ich seine Nummer gesehen hab, aber dann dachte ich, ich kann ja mal schnell fragen, worum es geht. Aber eigentlich war es mir unangenehm. Auf jeden Fall fing er dann gleich an, wo ich denn sei, und das würde er doch hören, dass ich nicht zu Hause bin, und was denn das für Musik sei, und wenn ich mich mit anderen Männern treffen würde, fände er das absolut verantwortungslos.

Therapeut Frau M, das ist jetzt wichtig! Tauchen Sie doch bitte noch einmal ganz ein in diese Situation: Stellen Sie sich noch einmal vor, wie Sie da sitzen, hören Sie die Hintergrundmusik, vielleicht hatten Sie ein Glas Wein vor sich stehen, und dann klingelt das Telefon, Sie gehen dran, obwohl Sie nicht wollten, und Ihr Ex macht Ihnen Vorwürfe. Können Sie noch einmal nachempfinden, was Sie in dieser Situation gefühlt und gespürt haben? Was war Ihr allererster Impuls?

Frau M Ich war so sauer. Eigentlich wollte ich ihn zurechtweisen und ihm sagen, dass ihn das gar nichts angeht, mit wem ich ausgehe, wie ich meine Abende verbringe und dass er gefälligst nur anrufen soll, wenn etwas Schlimmes mit unserer Tochter ist.

Therapeut Das war also Ihr erster Impuls. Und sind Sie ihm gefolgt? Haben Sie sich diese Störung verbeten? Oder was haben Sie getan?

Frau M Nein, ganz im Gegenteil, ich habe mich gerechtfertigt. Ich habe gesagt, ich sei nur mit einer Freundin kurz was essen, und ich würde eh bald wieder nach Hause gehen, weil ich müde wäre. Und ich habe ihn gefragt, warum er denn anruft, ob er irgendetwas braucht von mir.

Therapeut Also eigentlich wollten Sie ihn zurechtweisen, Sie wollten sehr deutlich machen, dass er sich gefälligst nicht in Ihr Privatleben

	einmischen soll? Aber stattdessen waren Sie freundlich und verbindlich, haben sich gerechtfertigt und haben sogar gefragt, ob sie ihm irgendwie helfen können?
Frau M	Ja genau, und ich habe mich so klein gefühlt dabei.

Anhand dieser Situation lässt sich schon mal ein erster Entwurf der Überlebensregeln erstellen. Der erste Handlungsimpuls – dem eben nicht gefolgt wurde – gibt Aufschluss darüber, was unbedingt vermieden werden muss. Bei Frau M ist das „Grenzen setzen", „streiten" und „klar und bestimmt die eigenen Interessen vertreten". Das, was Frau M stattdessen tut, zeigt das gebotene Verhalten, nämlich „freundlich und harmonisch sein", „sich selbst zurücknehmen", „nachgeben" und „sich kümmern und Hilfe anbieten". Aber warum darf Frau M keinesfalls streiten, fordern und Grenzen setzen? Und warum muss sie sich immer kleinmachen, Harmonie stiften, sich kümmern und Hilfe anbieten? Das haben wir im weiteren Verlauf der Therapiestunde herausgearbeitet.

Therapeut	Aber was wäre denn passiert, wenn Sie diesem ersten Impuls gefolgt wären und Ihren Ex-Mann zurechtgewiesen hätten?
Frau M (überlegt)	Ich glaube, ich hatte einfach Angst, dass er laut und aggressiv wird und mich verletzt. Und ich hatte Angst, dass er mir dann alles kaputtmacht. Es war so ein schöner Abend, und wenn mein Bekannter mitbekommt, wie ich mit meinem Ex streite, denkt er vielleicht, ich bin kompliziert und schwierig und wendet sich von mir ab.
Therapeut	Sie sagten, Sie hätten sich so klein dabei gefühlt. Ich kann mir vorstellen, dass das sehr belastend für Sie war. Warum haben Sie das ertragen? Warum haben Sie Ihren Ärger eingesperrt und sich selbst kleingemacht? Was war der Sinn dahinter?
Frau M (nachdenklich)	Ich glaube, ich wollte einfach, dass es aufhört, dass er mich in Ruhe lässt.
Therapeut	Es ging also um Ihre Autonomie?
Frau M (nickt)	Ja. Und ich wollte dem Karl, mit dem ich essen war, nahe sein, ich wollte diese schöne Unterhaltung weiterführen. Es war so ein schöner Abend, bevor mein Ex angerufen hat.

Damit ergibt sich ein erster Entwurf der Überlebensregeln von Frau M:

Überlebensregeln von Frau M

Nur wenn ich immer ...
freundlich und zugewandt bin, mich selbst nicht wichtig nehme, mich klein mache, mich kümmere und Hilfe anbiete
und wenn ich niemals ...
unbequem bin, streite, Grenzen setze, meine Interessen durchsetze und niemals wütend oder aggressiv bin
bewahre ich mir ...
meine Autonomie und die Chance auf Zugehörigkeit, Liebe und Verbundenheit
und vermeide ...
Gegenaggression, verletzt zu werden und dass ich ein schlechtes Bild abgebe und ausgeschlossen werde.

Als Frau M diesen Entwurf ihrer Überlebensregeln laut durchliest, spürt sie, dass damit ein wichtiger Aspekt ihrer Persönlichkeit getroffen ist. Und sie stellt fest, dass dieses Regelwerk auch in der Situation, als ihr Mitarbeiter sie übel auflaufen lassen hat, wirksam war. Frau M bekommt nun die „Hausaufgabe“, die Formulierung so lange weiter zu verfeinern, bis sie zu 100 % passt. Und sie soll bis zur nächsten Sitzung beobachten, in welchen Situationen sie entsprechend dieser Regel handelt. Damit beginnt für Frau M eine Art privates „Forschungsprojekt“, ein spielerisches und lustvolles Experimentieren, bei dem sie verschiedene alternative Verhaltensweisen ausprobiert und sich dabei bewusst macht, wie sich das jeweils anfühlt und welche Konsequenzen es hat.

Übung: Bestimme deine Überlebensregeln

- Ausgangspunkt ist eine konkrete Situation mit einem anderen Menschen, die für dich belastend war.
- Tauche noch einmal ganz ein in diese Situation und vergegenwärtige dir jedes Detail: Was ist geschehen? Wo ist das passiert? Was siehst du in dieser Situation? Was hörst du, was spürst du, was fühlst du?
- Was ist dein erster Impuls? Was würdest du am liebsten tun? (→ verbotener Handlungsimpuls: „... wenn ich niemals ...“)
- Was hast du stattdessen getan? (→ gebotenes Verhalten: „Nur wenn ich immer ...“)

- Was sind deine Befürchtungen? Was könnte passieren, wenn du dem ursprünglichen Impuls folgst? (→ zentrale Bedrohung/Angst: „… vermeide ich …")
- Was hättest du in dieser Situation gebraucht? Welchen Sinn hatte das Verhalten, das du gewählt hast, anstatt deinem ersten Impuls zu folgen? (→ zentrales Bedürfnis: „… bewahre ich mir …")

Der erste, verbotene Handlungsimpuls ist manchmal nur Bruchteile von Sekunden da und deshalb schwer wahrzunehmen. Wichtig ist deshalb, dass du ganz eintauchst in diese Situation und deinen Gedankenfilm mehrfach in Zeitlupe zurückspulst, damit dir auch kleinste Kleinigkeiten nicht entgehen.

Wenn du eine erste Version deiner Überlebensregeln zu Papier gebracht hast, lies sie dir laut vor. Du wirst spüren, ob sie stimmt oder nicht. Anschließend kannst du sie entsprechend bearbeiten und differenzieren.

Von dem Augenblick an, in dem dir mithilfe der Überlebensregel gewahr wird, welchen Automatismen du immer wieder folgst, kannst du mit den Techniken, die du bereits kennengelernt hast, gezielt daran arbeiten, die damit verbundenen Regeln, Gedanken und Gefühle zu entschärfen. So gewinnst du deine Souveränität und Autonomie zurück und entscheidest bewusst, wie du in solchen Situationen in Zukunft reagieren möchtest.

4
Was hilft dabei, seinen Werten zu folgen?

In diesem Kapitel geht es um Ressourcen, die dir helfen, am Choice-Point richtig abzubiegen. Das hat ganz viel damit zu tun, das eigene Bewusstsein zu schärfen. So ist es beispielsweise wichtig, eine klare Vorstellung davon zu haben, was einem wirklich wichtig ist. Oder auch, seine Gefühle klar und differenziert wahrzunehmen, denn sie sind unverzichtbar, wenn wir unseren eigenen Weg finden wollen. Und wir müssen wissen, wer wir selbst sind.

4.1 Klarheit darüber, was mir wirklich wichtig ist

Selbstreflexion

Wenn du dein Leben an deinen Werten ausrichten willst, muss dir klar sein, was deine Werte sind. Deshalb möchten wir dich zu einer kleinen Selbstreflexion einladen:

Nimm dir ein bisschen Zeit, ein Blatt Papier und beantworte für dich folgende Fragen:

- Wann hast du das letzte Mal darüber nachgedacht, was dir im Leben wirklich wichtig ist?
- Wenn das schon länger her ist: Warum?
- Wenn du auf einer Skala von 1 („überhaupt nicht") bis 10 („voll und ganz") beurteilen sollst, inwieweit dein Leben in Übereinstimmung mit deinen Werten steht, welche Zahl kreuzt du an?
- Wieso hast du diese Zahl angekreuzt und nicht eine kleinere?
- Was müsste geschehen, damit du auf der Skala einen Punkt nach oben kommst?
- Wie fühlt sich das an, wenn du dich jetzt mit diesen Fragen beschäftigst?

Noch eine Selbstreflexion

Kennst du die *Peanuts*? Das war einmal eine kultige Comicserie. Zwei Figuren aus dieser Serie sind Charlie Brown und der Hund Snoopy. In einer Folge klagt Charlie: „Eines Tages werden wir alle sterben, Snoopy!", worauf Snoopy fröhlich entgegnet: „Ja! Aber an allen anderen Tagen nicht!"

Wir wollen dich einladen, diese Perspektive einmal für ein Gedankenexperiment zu nutzen.

Stell dir vor, du bist alt geworden und hast ein langes, sinnerfülltes Leben hinter dir, ein Leben, zu dem du von ganzem Herzen *Ja* sagen kannst.

Und stell dir vor, dass heute der Tag ist, an dem du sterben wirst. Jetzt blickst du zurück auf all die anderen Tage, an denen du nicht gestorben bist.

Was siehst du bei diesem Rückblick auf dein Leben? Warum hast du es als ein glückliches und sinnerfülltes Leben erlebt? Welche Punkte enthält dieser Rückblick auf ein gelungenes Leben? Denk nicht einfach nur darüber nach, sondern schreibe sie auf ein Blatt Papier. Sie bekommen dadurch eine andere Qualität.

Imaginationsübung zur Klärung von Werten (nach Matias Valente; vgl. Waadt et al., 2015)

Suche dir einen Platz, an dem du dich wohlfühlst und ungestört bist. Nimm dir ein paar Minuten Zeit, in denen du dich auf deinen Atem konzentrierst und deine Gedanken zur Ruhe kommen lässt.

Schließe die Augen und stell dir dann vor, du befindest dich in einem Arbeitszimmer. Es kann dein eigenes Arbeitszimmer sein oder auch ein anderes, in dem du noch nie warst. Du sitzt an einem großen Schreibtisch, der bis auf einen Stapel DINA4-Blätter absolut leer ist. Stell dir vor, dass du eines dieser Blätter in die Hand nimmst. Schaue dir das Blatt erst einmal an. Das Blatt ist völlig leer. Ich werde dir jetzt ein Stichwort sagen. Dieses Stichwort lautet „erfüllende Beziehungen". Schaue dir das Blatt an und lasse aus dem Blatt langsam ein Foto werden – ein Bild von einer Situation, die du mit dem Stichwort „erfüllende Beziehungen" verbindest. Manchmal funktioniert es eher schnell, und du kannst bereits nach kurzer Zeit ein klares Bild erkennen. Manchmal braucht es einen Moment.

Wenn du das Foto etwas deutlicher erkennen kannst, dann schaue es dir genauer an: Was ist das für eine Situation, die du auf dem Bild siehst? Wen siehst du dort? Ist das jemand, den du kennst? Sind es vielleicht mehrere Menschen? Oder auch eine Person, die du noch nie gesehen hast? Und was tust du in dieser Situation? Was sagst du? Was machst du genau? Lass aus dem Bild einen Film

werden. Du bist in der Situation und erlebst sie, als würde sie in diesem Moment stattfinden. Achte noch einmal darauf, was du genau tust und wie zufrieden du damit bist. Du darfst jederzeit etwas an deinem Verhalten in der Situation verändern, etwas ausprobieren, wenn du willst. Wie möchtest du dich in dieser Situation verhalten?
Eventuell fällt dir eine andere Situation ein, die du mit dem Stichwort „erfüllende Beziehungen" in Verbindung bringst. Auch diese Situation darfst du gerne ausprobieren und erleben! Nimm einfach ein neues Blatt Papier zur Hand und lass ein neues Foto oder einen neuen Film entstehen. Und achte dabei weiterhin darauf, wie du dich verhältst, was du genau tust und sagst und inwieweit du damit zufrieden bist.
Komm jetzt zurück in das Arbeitszimmer. Du hältst in deiner Hand ein oder mehrere Fotos von den Situationen, die du gerade erlebt hast. Jetzt kannst du diese in ein Ablagefach hineinlegen und dieses Fach mit dem Stichwort „erfüllende Beziehungen" beschriften.
Nun möchte ich dich bitten, wieder ein neues Blatt in die Hand zu nehmen und dasselbe mit weiteren Stichworten durchzuführen, die du dir selber gibst. Das könnte beispielsweise sein „Familie", „Freundschaft", „Arbeit", „persönliche Weiterentwicklung", „Wissen", „Kreativität", „für andere da sein", je nachdem, was für dich bedeutsam ist. Lass ein Foto oder einen Film vor deinem geistigen Auge für jedes deiner Stichworte entstehen.
Zum Schluss möchte ich dich darum bitten, dir die verschiedenen Ablagefächer noch einmal anzuschauen. Nimm die (imaginativen) Blätter nacheinander aus den Fächern und schreibe jeweils auf oder diktiere es in dein Handy, was genau auf den Fotos oder in den Filmsequenzen zu sehen ist und was das mit deinem Leben und deiner gegenwärtigen Situation zu tun hat.
Wie wäre es, wenn sich in den einzelnen Bereichen für dich etwas Bedeutsames ereignen würde?

Was sind meine Werte? Was wünsche ich mir? Was ist mir wichtig?

Auf den ersten Blick sehen diese Fragen ganz einfach aus. Es sollte doch jeder wissen, was er sich wünscht und was ihm wichtig ist! Tatsächlich ist es manchmal aber gar nicht so einfach. In der Therapie oder in unseren Stressbewältigungsseminaren erleben wir immer wieder, dass Menschen einigermaßen ratlos vor diesen Fragen stehen, weil sie sich noch nie bewusst damit auseinandergesetzt haben.

Eine Schwierigkeit liegt darin, dass einem von klein auf von allen möglichen Menschen vorgegeben wird, was angeblich wichtig ist und was nicht. Die Eltern, die Großeltern, die Geschwister, Freundinnen, Kollegen, Vorgesetzte, die Gesellschaft – sie alle haben eine ziemlich genaue Vorstellung davon, wie man leben sollte und was einem wichtig sein sollte. Und weil das allen so klar ist, erscheint es manchmal als unnötig, sich Gedanken darüber zu machen, ob das wirklich das ist, was man selber will. Manchmal führt es auch zu Sanktionen oder Strafen, wenn man selbst anfängt, darüber nachzudenken, was man eigentlich will.

Das fängt aber schon viel früher an. Eine Schwierigkeit kann nämlich auch darin liegen, dass man nicht gelernt hat zu wünschen. Das klingt vielleicht etwas verrückt, aber wünschen muss man tatsächlich lernen. Am Anfang stehen nämlich keine Wünsche, sondern ein undifferenzierter Affekt: Irgendetwas fühlt sich eher gut an, ist also wünschens-wert, oder es fühlt sich eher schlecht an, ist also nicht wünschens-wert. Auf dieser Ebene können wir aber noch nicht in Worte fassen, was wir wollen und wünschen. Das erfordert einen Differenzierungsprozess, der bei Kindern dann einsetzt, wenn sich die Bezugspersonen für ihre Wünsche interessieren. „Möchtest du Reis essen oder Nudeln?" – „Möchtest du einen grünen Pullover oder einen roten Pullover anziehen?" – „Möchtest du in den Ferien lieber in die Berge oder lieber ans Meer?" Wenn die Großen sich dafür interessieren, beginnen die Kleinen, in sich hineinzulauschen und ein Gefühl dafür zu entwickeln, was sie sich wünschen. Und erst jetzt wird es explizit zu einem Gegenstand des Bewusstseins. Natürlich bleibt das nicht auf dieser banalen Stufe stehen, sondern wird immer komplexer und vielgestaltiger. Aber dieser Prozess kommt nur dann in Gang, wenn er von den Bezugspersonen angestoßen wird, und wer als Kind nicht gelernt hat zu wünschen, muss das als Erwachsener nachholen.

Eine dritte Schwierigkeit entsteht immer wieder daraus, dass man sich über seine Werte, also über das, was einem wichtig ist, täuschen kann. An dieser Stelle ist es notwendig, noch genauer auszuführen, was wir im Rahmen des Choice-Point-Modells als „Werte" verstehen wollen.

Entscheidend ist, dass Werte – auch wenn sie als die *eigenen* Werte individuell und damit relativ sind – als etwas Absolutes aufgefasst werden. Werte sind in sich selbst wertvoll und lassen sich nicht in Bezug auf etwas anderes begründen.

- Warum versteckst du Ostereier? – Weil ich meinen Kindern eine Freude machen möchte.
- Warum möchtest du deinen Kindern eine Freude machen? – Weil sie mir wichtig sind.
- Warum sind dir deine Kinder wichtig?

Auf die letzte Frage gibt es keine sinnvolle Antwort mehr. (Kinder würden in ihrer tiefgründigen Weisheit auf diese Frage einfach nur „weil" antworten.)

Tatsächlich gerät man bei solchen Warum-Fragen nach wenigen Wendungen *immer* an einen Punkt, an dem es keinen Sinn ergibt, weiter zu fragen. Genau dort sind Werte angesiedelt. Werte sind nichts Instrumentelles, kein Mittel zum Zweck, sie sind das Ergebnis einer freien, souveränen Wahl, die sich nicht mehr begründen lässt. Und genau hier wird es spannend.

Dient etwas, das man in einer bestimmten Situation tut, tatsächlich einem Wert, oder geht es letztendlich darum, damit ein unangenehmes Gefühl zu vermeiden? Manchmal folgt man einer Überlebensregel, also einem automatisierten Imperativ aus der Kindheit (siehe Kapitel 3.3), hält das aber für einen selbst gewählten Wert. Ein „Ich-muss" oder ein „Ich-darf-nicht", das im Zuge der Lerngeschichte verinnerlicht wurde, um Angst, Schuld, Ausgrenzung oder Autonomieverlust zu vermeiden, verkleidet sich als ein „Ich-will" und tut so, als wäre es etwas an sich selbst Wertvolles. Beispiele, bei denen es sich immer lohnt, genauer hinzuschauen, sind etwa „Leistung", „Disziplin", „Harmonie" oder „für andere da sein". Diese Dinge sind nicht an sich wertvoll, sondern es kommt jeweils auf die Funktionalität an:

- Etwas leisten zu *wollen* und sich an seiner Leistung zu freuen, ist inspirierend! In diesem Fall ist Leistung ein Wert. Etwas leisten zu *müssen*, weil man gelernt hat, dass man ansonsten Liebe, Anerkennung, Zugehörigkeit verliert, drückt einen nieder! Und das ist kein Wert.
- Sich zu disziplinieren, um seine Ziele zu erreichen und sich daran zu freuen, ist großartig! In diesem Fall ist Disziplin ein Wert. Diszipliniert sein zu *müssen*, weil sich sonst Angst und Schuldgefühle breitmachen, ist schrecklich! Und das ist kein Wert.
- Mit Menschen harmonisch umgehen zu *wollen* und die Verbundenheit, die dabei entsteht, zu spüren und zu genießen, ist bereichernd! In diesem Fall ist Harmonie ein Wert. Immer harmonisch sein zu *müssen*, weil man Angst vor Streit und Auseinandersetzungen hat, ist erschöpfend! Und das ist kein Wert.
- Für andere Menschen da sein zu *wollen* und sich um sie zu kümmern, weil sie einem am Herzen liegen, ist erfüllend! In diesem Fall ist Für-andere-da-zu-sein ein Wert. Für andere da sein zu *müssen*, weil man gelernt hat, dass man selbst nicht wichtig ist und sich selbst immer zurücknehmen muss, ist zermürbend! Und das ist kein Wert.

In dem *wollen*-Fall handelt es sich jeweils um einen Wert, in dem *müssen*-Fall um eine Überlebensstrategie, die sich als Wert verkleidet.

Problematisch ist, dass der Verstand häufig nicht differenziert und situativ urteilt, sondern in groben Kategorien. Schuld daran ist auch unsere Sprache, die bestrebt ist, kohärente semantische Netzwerke aufzubauen. Wenn „Leistung" gut ist, dann ist „nicht leisten" schlecht – und nicht mal so mal so. Wenn „für andere da sein" gut ist – weil es ja nicht geht, dass jeder immer nur an sich selbst denkt! –, dann ist „nicht für andere da sein" Egoismus, und der ist immer schlecht. Es sind solche Fallen, in die der Verstand gerne tappt, und deshalb ist er manchmal auch keine gute Instanz, um zu entscheiden, ob es sich bei bestimmten Handlungen in bestimmten Situationen um eine Hin- oder eine Weg-Bewegung in Bezug auf die eigenen Werte handelt.

Aber wenn der Verstand dabei nicht immer hilfreich ist, wie lässt es sich dann besser entscheiden? Die Antwort ist: Du kannst es spüren! Höre und vertraue auf deinen Körper! Wir wollen das wieder an Beispielen aus unserer psychotherapeutischen Praxis illustrieren (vgl. Waadt & Romanczuk-Seiferth, 2022):

Therapeut Herr K, was ist Ihnen wichtig in Ihrem Leben?

Herr K Ich hatte ja schon gesagt, die Familie steht bei mir ganz oben. Also die ist mir wahnsinnig wichtig. Und ich will, dass es harmonisch ist, also dass es keinen Streit gibt und dass man respektvoll miteinander umgeht. Was ich nicht mag, ist, wenn man egoistisch ist! Ich finde das nicht gut, wenn man immer nur an sich selbst denkt. Also ich bin kein Egoist – ganz im Gegenteil, mir ist es wichtig, dass ich für andere da bin. Genau, das ist es: Für andere da sein!

Therapeut Für andere da sein – das ist aber schön! Bei welchen Gelegenheiten sind Sie denn für andere da? Ist es zu Hause, ist es in der Arbeit?

Herr K Immer eigentlich. Also grad in der Arbeit. Da helfe ich jedem. Die wissen alle, dass sie sich auf mich verlassen können.

Therapeut Haben Sie denn da eine ganz bestimmte Situation, an die Sie sich erinnern können?

Herr K Ja ganz viele, zum Beispiel als letztens mein Chef kam, weil dieser Bericht unbedingt fertig werden musste. Eigentlich hatte ich damit gar nichts zu tun, aber es war ja sonst keiner da, deshalb habe ich gesagt, dass ich das machen kann. Ich wollte ihn nicht im Stich lassen. Aber das war ein ganz schöner Klops! Ich bin das ganze Wochenende über dran gesessen, und eigentlich hatte ich ja mit meiner Familie einen Ausflug geplant.

Therapeut Wenn Sie da dran denken, wie fühlt sich das an? Erinnern Sie sich doch noch einmal ganz genau, wie das war, wie Sie da an Ihrem Schreibtisch sitzen. Schließen Sie doch mal die Augen und tauchen Sie noch einmal ganz darin ein. Was spüren Sie?

Herr K *(Schließt die Augen. Die Schultern sind etwas zusammengezogen, die Haltung ist insgesamt etwas gebeugt und gleichzeitig angespannt; auch die Muskulatur am Unterkiefer ist angespannt. Die Hände sind halb geschlossen.)*
Oh, das fühlt sich nicht gut an. Da ist so ein ... Da ist so ein, so ein Druck, und gleichzeitig merke ich, dass mir ein bisschen schwindelig wird ...

Herr K erlebt sich in diesem Augenblick sicher nicht als in Übereinstimmung mit sich selbst oder mit seinen Werten. Offensichtlich ist in diesem Fall der Wunsch, für andere da zu sein, kein Annäherungswunsch, sondern ein Vermeidungswunsch, und das, was vermieden werden soll, ist Angst. Herr K hat in seiner Kindheit gelernt, dass er freundlich sein muss, dass er niemanden enttäuschen darf, dass er sich selbst immer ganz hinten anstellen muss, ansonsten muss er befürchten, ausgestoßen zu werden und jede Zugehörigkeit, jede Liebe und Geborgenheit zu verlieren. Das ist kein „Ich will für andere da sein"; es ist ein „Ich muss für andere da sein". „Für andere da sein" ist hier kein Wert, sondern eine auf Dauer dysfunktionale und sehr kostspielige Strategie der Angstvermeidung.

Es ist aber nicht nur das.

Therapeut Sie sind ja sicher auch für Ihre Familie da; wie ist das denn? Fällt Ihnen da auch eine Situation ein?

Herr K Ja klar! Letztens erst, da habe ich meiner Tochter bei den Hausaufgaben geholfen. Sie tut sich mit dem Rechnen und den Formeln ein bisschen schwer, und ich hab es ihr dann noch mal erklärt, viel einfacher, als es bei ihr im Mathebuch steht. Sie hat es dann auch verstanden und sich gefreut, und da guckt sie auf einmal so hoch und sagt: Papa, mit dir ist lernen am schönsten. Und da ist mir so warm ums Herz geworden, und ich hab mich so verbunden mit ihr gefühlt!
(Herr K richtet sich ein wenig auf, der Brustkorb öffnet sich, der Kopf neigt sich ein wenig zur linken Seite, seine Gesichtszüge werden weich, und ein Lächeln erscheint auf seinem Gesicht.)

Auch hier ist der Wunsch, „für andere da zu sein", kein Wert für sich, er steht im Dienst eines anderen Wertes, nämlich Verbundenheit; aber es ist eindeutig kein Vermeidungswunsch, wie in der Situation davor, sondern ein Annäherungswunsch, und dieser Unterschied ist für Herrn K *körperlich* spürbar:

Der Annäherungswunsch:

Therapeut	Herr K, Sie haben mit Ihrer Tochter diese Verbundenheit gespürt: Können Sie eine Körperhaltung einnehmen oder eine Geste machen, die diese Verbundenheit zum Ausdruck bringt?
Herr K	*(Denkt ein wenig nach und führt dann die geöffneten Hände zur Brust, verweilt ein bisschen in dieser Position und lässt die Hände dann in einer runden, öffnenden Bewegung nach unten sinken, wobei er hörbar und tief ausatmet.)*

Das Wichtige dabei ist nicht die Entspannung, die in dieser Haltung deutlich wird. Eine Geste, die einen Annäherungswunsch repräsentiert, kann durchaus kraftvoll und spannungsgeladen sein. Bedeutsam ist die öffnende Bewegung: Es geht nicht darum, etwas festzuhalten, sondern darum, sich in eine bestimmte Richtung zu öffnen. Eine solche Geste des Sich-Öffnens und das korrespondierende Gefühl der Weite ist etwas, was immer wieder zu beobachten ist, wenn Menschen spüren, dass sie *ihren* Wert leben und sie dadurch in Übereinstimmung mit sich selbst sind.

Der Vermeidungswunsch:

Therapeut	Herr K, wenn Sie sich dran erinnern, wie Sie an diesem Wochenende an dem Bericht für Ihren Chef sitzen: Können Sie eine Körperhaltung einnehmen oder eine Geste machen, die zum Ausdruck bringt, wie es Ihnen dabei geht?
Herr K	*(Ballt die Hände vor seiner Brust zur Faust, die Schultern sind nach innen gezogen, sodass die Brust ganz eng wird. Der Kopf ist zur Brust geneigt, die ganze Gestalt geduckt.)*

Diese Janusköpfigkeit, diese Ambivalenz zwischen Hin-Bewegung und Weg-Bewegung wird in der Beschäftigung mit Werten immer wieder sichtbar. Für Frau P, eine Klientin, die wegen einer Essstörung verbunden mit einer depressiven Symptomatik in Behandlung kam, sind beispielsweise Leistung und Verantwortung außerordentlich wichtig (vgl. Waadt & Romanczuk-Seiferth, 2022). Aber auch hier gilt: Etwas leisten *zu wollen* und Verantwortung übernehmen *zu wollen*, weil einem das, worum es geht, bedeutsam ist (Hin-Bewegung), ist etwas anderes, als Leistung bringen *zu müssen* und Verantwortung übernehmen *zu müssen*, weil einen ansonsten schwierige Gefühle quälen (Weg-Bewegung). Dieser Unterschied ist den

Klientinnen und Klienten aber häufig nicht bewusst. Frau P hat zu Beginn der Therapie unbedingt darauf bestanden, dass Leistung und Selbstdisziplin ihr wichtig sind, und erst das bewusste Spüren in ihren Körper hat ihr deutlich gemacht, welche unterschiedlichen Funktionalitäten dabei im Spiel sind. Nachdem Frau P diesen Unterschied unmittelbar erlebt hatte, konnte sie ihn auch verstandesmäßig fassen. Hilfreich war dazu eine Metapher:

Therapeut Frau P, wenn Sie jetzt noch einmal auf Ihren Willen zu Leistung und Selbstdisziplin blicken: Gibt es vielleicht ein Tier, in dem dieser Willen symbolisiert wird?

Frau P Wenn ich jetzt so darüber nachdenke, sieht es wirklich so aus, als wäre das ein Wolf, der droht, mich aufzufressen.

Therapeut Vielleicht können Sie mit diesem Wolf ja etwas tun. Wie wäre es denn, wenn er kommt und Sie bedroht, schicken Sie ihn doch einfach in eine Fortbildung für Schlittenhunde, sodass Sie ihn in Zukunft wirklich vor *Ihren* Schlitten spannen können.

Frau P (*lacht*) Ja, da haben Sie recht, das könnte ich tun ... (*nachdenklich*) ... Und ich müsste ihm ab und zu mal eine Pause verordnen ...

Übung

Du brauchst dazu einen Stift und mehrere Zettel.
Nimm dir für die Übung eine halbe Stunde Zeit. Wichtig ist, dass du einen Raum hast, in dem du dich wohlfühlst und ungestört bist.
Mache dir bewusst, welches deine wichtigsten Werte sind, die dein Leben leiten sollen, und schreibe sie auf.
Beginne nun mit dem Wert, der dir zurzeit am meisten am Herzen liegt. Kannst du dich an eine Situation erinnern, in der du diesen Wert gelebt hast? In der du dich ganz in Übereinstimmung mit dir gefühlt hast, weil du deinem Herzen gefolgt ist? Lass dir Zeit, bis du eine passende Situation gefunden hast.
Schreibe ein Stichwort für diese Situation auf einen Zettel und lege den Zettel irgendwo im Raum, wo es dir passend erscheint, auf den Boden. Stelle dich nun auf den Zettel als Symbol dafür, dass du noch einmal ganz in diese Situation eintauchst. Wenn es für dich angenehm ist, schließe dabei die Augen, und vergegenwärtige dir noch einmal jedes Detail dieser Situation: Wo ist das? Wer ist dabei? Was siehst du? Was hörst du? Was fühlst du? Was spürst du?
Achte nun auf deinen Körper! Wie ist deine Haltung? Wie fühlen sich deine Hände, deine Schultern, deine Nackenmuskulatur, dein Gesicht an? Und versuche

jetzt, eine Körperhaltung oder eine Geste zu finden, die diese Übereinstimmung mit dir und deinem Wert repräsentiert.
Wie fühlt sich diese Geste oder Körperhaltung an? Nimm genau wahr, was du spürst, und versuche, passende Begriffe dafür zu finden. Empfindest du ein Gefühl von Öffnung, Weite und gleichzeitig Verbundenheit? Dann lebst du in dieser Situation wirklich deinen Wert. Oder spürst du Anspannung, Bedrängnis, Bedrückung oder vielleicht auch ein Gefühl der Verlorenheit? Dann folgst du in dieser Situation eher nicht einem Wert, sondern einer Überlebensregel, die von Angst oder Schuldgefühlen gespeist wird.
Wiederhole dann das Experiment mit anderen Situationen aus deiner Erinnerung.

4.2 Gefühle geben Orientierung

Es ist allgemein üblich, Gefühle in positive und negative einzuteilen. Diese Einteilung ist allerdings nicht ganz unproblematisch. Sie legt nämlich nahe, dass es einerseits darum geht, die „negativen" Gefühle zu eliminieren oder nicht zu fühlen, und andererseits darum, möglichst viele „positive" Gefühle zu erleben. Das ist aber falsch. Natürlich gibt es Gefühle, die wir mögen, und solche, die wir nicht mögen. Aber alle Gefühle haben ihren Sinn und ihre Bedeutung und sind für uns wichtig. Unsere Gefühle sind im Zuge der menschlichen Evolution entstanden, weil sie uns einen Überlebensvorteil verschafft haben. Emotionen ermöglichen uns eine schnelle Orientierung und Reaktion auf neue Reize und Situationen; sie rufen automatisierte Handlungsmuster ab, die viel zu lange dauern würden, wenn wir sie verstandesmäßig in Aktion setzen wollten; und sie haben durch den mimischen und gestischen Ausdruck eine zentrale Kommunikationsfunktion in der Interaktion mit anderen Menschen. Der amerikanische Psychologe Paul Ekman hat schon vor über dreißig Jahren Trauer, Zorn, Überraschung, Angst, Ekel, Verachtung und Freude als sogenannte Basisemotionen identifiziert, die allen Menschen weltweit zu Gebote stehen und überall auf der Welt mimisch gleich ausgedrückt werden. Heute streiten die Forscher darüber, wie viele solcher Basisemotionen es gibt und welche Gefühle dazuzuzählen sind. Alle sind sich aber einig über die elementare Bedeutung dieser Gefühle.

In diesem Zusammenhang ist es hilfreich, sich einmal bewusst zu machen, welchen Sinn und welche Botschaft insbesondere die Emotionen haben, die gerne als „negative" bezeichnet werden. Welche Bedeutung haben also beispielsweise

Ärger oder Wut? Es gibt drei prototypische Situationen, in denen die Wut regelmäßig auftaucht. Die erste ist, wenn man etwas haben möchte und irgendwer oder irgendetwas sich dem in den Weg stellt. Die Wut stellt dann die Energie zur Verfügung, um dieses Hindernis zu beseitigen oder zu zerstören. Die zweite Standardsituation ist, wenn etwas als ungerecht erlebt wird. Die Wut will das nicht zulassen. Diese Wut, die auftaucht, wenn man etwas als ungerecht empfindet, hat sogar einen eigenen Namen: Sie heißt Empörung. Die dritte Situation, die die Wut verlässlich auf den Plan ruft, ist, wenn persönliche Grenzen überschritten werden. Dann will die Wut eigene Integrität verteidigen. Die Wut ist also ein Gefühl mit einer dreifachen Botschaft. Erstens: „Pass auf! Jemand will dich an der Erfüllung deiner Wünsche und Bedürfnisse hindern!" Zweitens: „Das ist so ungerecht! Lass das nicht zu!" Und drittens: „Du musst deine Grenzen und deine Unverletzlichkeit verteidigen!" Offensichtlich ist deine Wut eine richtig gute Freundin, die hundertprozentig auf deiner Seite steht!

Was sagt die Angst? Ihre Botschaft ist: „Pass auf! Es droht Gefahr! Du musst kämpfen oder fliehen!" Sie ist besorgt um dich und will dich warnen und beschützen.

Was will die Traurigkeit? Sie tritt auf, wenn etwas Wertvolles verloren gegangen ist, und ihre Botschaft ist: „Halte ein, besinne dich! Du musst Ruhe geben und neue Kraft schöpfen! Geh gut und pfleglich mit dir selbst um!"

Alle Emotionen sind Freunde, die in bestimmten Situationen helfen wollen, und deshalb sollte man alle Emotionen freundlich – also wie Freunde – behandeln. Wenn du also merkst, dass du wütend wirst, begrüße deine Wut und sage ihr, dass sie willkommen ist. Wenn du merkst, dass du Angst bekommst, bedanke dich bei ihr, dass sie so gut auf dich aufpasst. Wenn du Traurigkeit spürst, nimm sie als Hinweis dafür, dass du liebevoll und fürsorglich mit dir selbst umgehen sollst. Und wenn du Scham empfindest, frage dich selbst, ob du gerade dabei bist, dich ins gesellschaftliche Abseits zu begeben.

Und: Alle Gefühle, auch die sogenannten negativen, sind mit deinen Werten verbunden und enthalten dadurch einen positiven Kern: Trauer verweist auf etwas Wertvolles, das verloren gegangen ist; Angst entsteht, wenn etwas Wertvolles in Gefahr ist. Wut wird durch einen Wert gespeist, der verteidigt oder gegen Widerstände erreicht werden muss.

Tatsächlich sind aber nicht *alle* Emotionen in *allen* Situationen hilfreich. Das beginnt schon damit, dass Gefühle meistens nicht klar und eindeutig daherkommen, sondern miteinander verwoben und verbacken sind, und damit häufig auch keine klare Handlungsanweisung geben. In solchen Fällen ist es wichtig, differenziert nachzuspüren, welche Gefühle im Spiel sind, sodass wir uns bewusst zu ihnen verhalten können. Dazu ist es hilfreich, genau auf den Körper zu achten.

Wir wollen das mit einem kleinen Ausschnitt aus einer Therapiestunde mit der Studentin Simone L illustrieren. Simone ist in Therapie, weil sie gefühlsmäßig immer wieder in einem schwarzen Loch versinkt, aus dem sie sich sehr schwer befreien kann. Sie hat sich vor einigen Wochen von ihrem Freund getrennt, dem sie gestern, am Abend vor der Therapiestunde, zufällig begegnet ist, wobei er sofort begonnen hat, ihr Vorwürfe zu machen.

Simone	Ich hatte echt keinen Nerv auf ihn und wollte eigentlich einfach vorbeigehen, aber dann dachte ich, vielleicht ist er wieder mal abgestürzt und braucht Hilfe, also bin ich dann doch stehen geblieben. Ich hab gleich gemerkt, dass er schon wieder ziemlich getrunken hatte, und er fing dann an, dass ich durch und durch ein schlechter Mensch bin und dass ich alle, die mir nahekommen, ins Unglück stürze und dass ich einfach ein toxisches Wesen habe und alles in meiner Umgebung vergifte. Und dann dachte ich, er hat ja recht, denn das hat ja der Joseph, mit dem ich vorher zusammen war, auch immer gesagt, und ich dachte mir, ich bin einfach so, ich will aber gar nicht so sein, und hab gemerkt, wie mein Kopf ganz leer geworden ist.
Therapeut	Was war das für ein Gefühl? Können Sie das beschreiben?
Simone	Ich habe mich so leer gefühlt, so verzweifelt, und dann habe ich wieder gedacht, nein, ich muss ihm erklären, dass das nicht stimmt, ich hab ja gar nichts gemacht.
Therapeut	Frau L, ich glaube, da sind mehrere Gefühle im Spiel. Vielleicht können wir das ein bisschen aufdröseln. Was war denn in dem Augenblick am schlimmsten?
Simone	Ich glaube, das war dieser Gedanke, der immer im Kreis gegangen ist: Ja, ich bin so, ich will so nicht sein, wieso bin ich denn so, und ich hab mich so geschämt und schuldig gefühlt.
Therapeut	Ja, ich merke schon, das hat Sie auch jetzt im Augenblick ganz schön im Griff. Auch wenn das jetzt

	unangenehm für Sie ist, wären Sie bereit, dieses Gefühl ganz da sein zu lassen und ganz darin einzutauchen? Und merken Sie dabei, wie angespannt Ihre Hände sind und wie sich Ihr Kopf senkt und Richtung Brustbein geht?
Simone	*(nickt und verstärkt dabei noch einmal diese Körperhaltung)*
Therapeut	Auch wenn es unangenehm ist, bleiben Sie ein bisschen bei diesem Gefühl, und achten Sie einfach darauf, was passiert. Ich habe den Eindruck, da verändert sich gerade etwas. Ich sehe, wie sich Ihre Kiefermuskulatur anspannt und Ihre Augenbrauen sich zusammenziehen. Merken Sie das? Spüren Sie das? Ist das noch dasselbe Gefühl, oder taucht da jetzt ein anderes auf?
Simone (nickt und richtet dabei ihren Oberkörper auf)	Ja, es verändert sich, ich bin jetzt eher wütend auf ihn. Was bildet der sich eigentlich ein. Ich war immer da, wenn es ihm schlecht ging und er abgestürzt ist, ich habe ihm immer geholfen, und jetzt quatscht er mich an und macht mir Vorwürfe!
Therapeut	Bleiben Sie einfach ein bisschen dabei!
Simone (sackt nach einer Weile in sich zusammen)	Und jetzt merke ich, dass ich einfach nur entsetzlich traurig bin und heulen könnte. Ich fühle mich so furchtbar allein und von der ganzen Welt verlassen.
Therapeut	Da sind also drei verschiedene Gefühle im Spiel. Da ist dieses Schuldgefühl, dann dieser Ärger und jetzt eine abgrundtiefe Traurigkeit. Was wollen diese Gefühle Ihnen mitteilen? Und welches dieser Gefühle ist in der Situation gestern Abend wirklich hilfreich für Sie?

Bei Simone waren offensichtlich drei verschiedene Gefühle zu einem umfassenden, lähmenden Affekt zusammengebacken, und es ist wichtig, dieses Gefühlswirrwarr aufzulösen und in seine verschiedenen Bestandteile zu zerlegen. Denn jedes dieser Gefühle hat eine eigene Geschichte, eine eigene Sinnhaftigkeit und intendiert eine jeweils eigene Handlung. Das Schuldgefühl kennt Simone schon sehr lange. Schon von klein auf hat sie gelernt, dass sie nicht richtig ist und damit die Verantwortung trägt für alles, was in der Familie schiefläuft. Der Ärger, der ihr sagt, dass sie sich wehren und Grenzen setzen soll, ist als bewusstes Gefühl verhältnismäßig neu für sie. Natürlich hat sie ihn auch schon als kleines Kind gespürt, musste aber erfahren, dass jedes ärgerliche Verhalten, das sie zeigte, streng bestraft wurde. Im Laufe der Therapie ist es Simone aber gelungen, sich mit ihrem Ärger wieder ein bisschen anzufreunden. Und die Traurigkeit ist die Kehrseite von etwas äußerst Wertvollem, nämlich der tiefen Sehnsucht nach echter Beziehung und Verbundenheit.

Gefühle genau und differenziert wahrzunehmen, kann man lernen, genauso, wie ein Sommelier in seiner Ausbildung lernt, die unterschiedlichen Geschmacksfacetten von Wein zu unterscheiden und zu benennen. Je differenzierter diese Geschmacksfacetten in ihrer Eigenart und in ihrem Zusammenspiel wahrgenommen werden, umso größer ist der Weingenuss. Und je differenzierter wir unsere Gefühle spüren, umso reicher wird unser Leben und umso sicherer können wir diese wichtigen Informationen, die in den Emotionen enthalten sind, für die Wegbestimmung nutzen.

Problematisch ist dabei allerdings, dass wir auch hier wieder das Produkt unserer Lerngeschichte sind. Manche Menschen lernen von frühester Kindheit an, dass Gefühle insgesamt suspekt sind, weil ja erst die Ratio den Menschen zum Menschen macht und es deshalb geboten ist, unter allen Umständen vernünftig zu sein. Und auch wenn Gefühle nicht rundum abgelehnt werden, so wird doch immer wieder vermittelt, welche Gefühle wünschenswert oder zumindest „in Ordnung“ sind und welche inakzeptabel und verboten.

In der Psychologie ist daraus das Konzept der sogenannten sekundären Emotionen entstanden. Gemeint ist, dass aufgrund der individuellen Lerngeschichte bestimmte Emotionen nicht mehr ihre eigentliche Funktion und Bedeutung haben, sondern dazu dienen, andere – verbotene – Emotionen in Schach zu halten. Wer beispielsweise wie Simone gelernt hat, dass Ärger oder Wut nicht erlaubt sind und zu Strafe, Liebesentzug oder Ausgrenzung führen, muss alles dafür tun, dass diese Gefühle nicht an die Oberfläche kommen, und dazu kann Angst, Trauer oder Verzweiflung dienen. In diesem Fall wäre die Wut die ursprüngliche, also die „primäre“ Emotion. Angst, Trauer, Verzweiflung wären „sekundär“, weil sie als Reaktion auf die Wut entstehen und nur die Aufgabe haben, zu verhindern, dass die Wut erlebt wird. Tatsächlich stellen wir in der Therapie bei Menschen mit Angst- oder Panikstörungen immer wieder fest, dass die Angst nicht das eigentliche Problem ist, sondern dass es die Wut ist, die nicht sein darf. Wenn diese Menschen lernen, sich dieser untergründigen Wut zuzuwenden, sie zuzulassen und sich neugierig mit ihr auseinanderzusetzen, verschwindet auf einmal auch die Angst.

Dieser Mechanismus kann natürlich auch in die andere Richtung funktionieren. Wer beispielsweise gelernt hat, dass man niemals Schwäche zeigen darf, immer hart sein muss und „weiche" Emotionen verboten sind, reagiert womöglich mit Jähzorn und Wutausbrüchen in Situationen, in denen Trauer und Verletzlichkeit spürbar werden.

Übung: Was hast du über den Umgang mit Gefühlen gelernt?

Nimm dir einen Stift und ein Blatt Papier und beantworte für dich selbst die folgenden Fragen. Es kann sein, dass es dir am Anfang ein bisschen schwerfällt und keine Erinnerungen in dir wach werden. Aber lass dir Zeit. Suche nicht nach Erinnerungen, sondern warte einfach darauf, dass sie in dir entstehen. Formuliere die Antworten nicht nur in deinem Kopf, sondern schreibe sie tatsächlich auf. Durch das Aufschreiben verändert sich nämlich der Prozess des Erinnerns. Du wirst umso mehr von dieser Selbstreflexion profitieren, je konkreter du dabei bist und je genauer du dich in die unterschiedlichen Situationen deiner Kindheit oder Jugend hineinversetzt. Versuche möglichst, dir jedes Detail noch einmal zu vergegenwärtigen.

1. Wenn du dich an deine Jugend und Kindheit zurückerinnerst:
   - Welche Gefühle wurden dir in der Familie (Eltern, Geschwister etc.) und außerhalb (Lehrer, Gleichaltrige) als wünschenswert und als nicht wünschenswert vermittelt?
   - Welche Gefühle durftest du nicht zeigen, weil du dafür bestraft worden wärest, etwa indem du von deinem Umfeld ignoriert, kritisiert, ausgelacht oder gedemütigt wirst?
   - Welcher Umgang mit Gefühlen wurde dir nahegelegt? Welche Regeln herrschten in deinem Umfeld, wie mit den unterschiedlichen Gefühlen – also Angst, Wut, Freude, Trauer, Stolz, Scham, Schuld etc. – umzugehen ist?
   - Welcher Umgang mit Gefühlen wurde dir vorgelebt? Welche Gefühle wurden gezeigt, welche nicht? Welche Strategien im Umgang mit Gefühlen haben die für dich wichtigen Bezugspersonen eingesetzt?
2. Welche Auswirkungen hatte das auf deine Entwicklung? Welche Auswirkungen hat es auf dein jetziges Leben? Welche Auswirkungen hat es auf die Probleme, mit denen du jetzt gerade kämpfst?

4.3 Selbstwerttraining

Manche Leute behaupten, es sei hilfreich, sich selbst schlecht zu machen, weil sie – so sagen sie –, daraus die Motivation ziehen, sich umso mehr anzustrengen. Vielleicht mag das ja zu einem nach äußeren Kriterien erfolgreichen Leben führen; zu einem sinnerfüllten und glücklichen Leben führt es ganz sicher nicht. Die Anstrengungen, die man unternimmt, um gegen das quälende Gefühl der eigenen Unzulänglichkeit anzukämpfen, ähneln vielmehr dem Versuch, eine Rolltreppe, die immer schneller wird, gegen die Fahrtrichtung nach oben zu laufen.

Nach unserer Erfahrung ist ein gutes Selbstwertgefühl eine der wichtigsten Voraussetzungen dafür, dass wir unserem Leben Sinn verleihen können. Wenn wir uns selbst gering schätzen, so schätzen wir auch unsere Werte, Träume und Sehnsüchte gering – es sind ja nur unsere! –, und wenn wir uns nicht vertrauen, werden wir vermutlich auch nicht losgehen, um unsere Werte zu verwirklichen. Das hat ganz und gar nichts mit der narzisstischen Selbstüberschätzung zu tun, die manche Menschen vor sich hertragen. Gerade narzisstische Persönlichkeiten haben in den meisten Fällen ein sehr geringes Selbstwertgefühl und müssen deshalb alles tun, um andere klein zu machen, damit sie selbst ein bisschen größer wirken. Das Selbstwertgefühl, von dem hier die Rede ist, lebt nicht davon, dass wir besser sind als andere. Ganz im Gegenteil: Das ständige Vergleichen mit anderen ist ein sicherer Weg, das eigene Selbstwertgefühl zu ruinieren. Und nur, wenn wir unseren eigenen Wert schätzen, können wir auch den Wert von anderen ehrlich würdigen.

In der PEP ist die gezielte Entwicklung des eigenen Selbstwertgefühls, das „Selbstwerttraining", ein zentraler Baustein. Es umfasst zwei Teile. Im ersten Teil geht es darum, ein Bewusstsein davon zu entwickeln, mit welchen Gedanken oder Überlebensregeln wir unser Selbstwertgefühl unterminieren – wir nennen das die „Selbstwerträuber" –, und sie dann zu entschärfen.

Übung: Selbstwerttraining – Identifizieren der eigenen Selbstwerträuber

Auswahl eines Lebensbereichs:

Das Selbstwertgefühl ist keine Konstante, die in allen Lebenslagen gleich bleibt, sondern abhängig von der jeweiligen Situation. Überlege dir zuerst, in welchen Lebensbereichen du dein Selbstwertgefühl stärken möchtest. Das könnte beispielsweise sein „im Job", „im Umgang mit Autoritäten", „in meiner Beziehung", „beim Daten" oder „im Umgang mit Menschen, die ich nicht kenne". Wenn du keine speziellen Lebensbereiche findest, sondern dein Selbstwertgefühl insgesamt ins Trainingslager schicken möchtest, ist auch das in Ordnung. Wenn es besonde-

re Bereiche gibt, die du identifizieren kannst, dann schreibe sie auf deinen Zettel.
Sammeln der Selbstwerträuber:
Im nächsten Schritt sammelst du deine ganz persönlichen Selbstwerträuber. Hilfreiche Fragen, um deine Selbstwerträuber zu identifizieren, können sein:

- Wie mache ich es, dass ich mich in diesem Bereich immer so fühle?
- Was denke ich dann über mich?
- Was mache ich, dass ich mich schwäche?
- Welche Gedanken, Gefühle und Verhaltensweisen führen dazu, dass in diesem Bereich mein Selbstwert in den Keller geht/niedrig bleibt?
- Was werfe ich mir oder anderen unter Umständen vor?
- Welche mich schwächenden Gefühle tauchen auf?

Lass dir Zeit damit! Und schreibe dann deine Selbstwerträuber auf ein Blatt.

Hier sind einige beispielhafte Selbstwerträuber, die eine Patientin von Jan dankenswerterweise zur Verfügung gestellt hat. Vielleicht helfen sie dir, deinen eigenen Selbstwerträuber auf die Schliche zu kommen:

- „Ich rede mir ein, ganz furchtbar zu sein, wenn ich Bedürfnisse mitteilen muss."
- „Ich bin oft nicht nett zu mir und werte mich ab."
- „Ich sage mir, dass ich hässlich bin, zu viel Platz einnehme."
- „Mein Fokus ist klar auf meinen Schwächen."
- „Ich habe schwer Zugang zu meinen Stärken."
- „Ich rede mir ein, dass andere Menschen durchweg besser sind als ich."
- „Ich erlebe andere als bedrohlich."
- „Ich habe einen Perfektionismusanspruch an mich und fühle mich schlecht, wenn ich diesen nicht einhalten kann."
- „Ich rede mir manchmal ein, aufgrund meiner Schwächen wertlos zu sein."
- „Ich rede mir ein, nichts wert zu sein, weil ich bin, wie ich bin."
- „Ich werfe mir meine Fehler lange vor."
- „Wenn ich Angst, Scham und Traurigkeit erlebe, mag ich mich nicht."
- „Ich werfe mir manchmal vor, insgesamt nicht genug zu sein."

Dir fällt es schwer, deine Selbstwerträuber zu identifizieren? Das ist völlig normal, denn das „Sich-selbst-Niedermachen" ist uns häufig so in Fleisch und Blut übergegangen, dass wir gar nicht mehr merken, wie wir das anstellen. Deshalb verraten wir dir noch als Hilfe beim Suchen die *„Bad 5"-Selbstwerträuber* nach Michael Bohne (Bohne, Grabener, Jahn, Kulens & Pfeiffer, in Druck). Das sind äußerst verbreitete Selbstwerträuber. Uns, den Autoren, helfen die „Bad Five" sehr beim gemeinsamen Aufspüren der Selbstwerträuber mit unseren Patienten:

Nummer 1: Altersregression – innerlich schrumpfen und dabei vergessen, wie kompetent und erfahren man in Wirklichkeit als erwachsener Mensch ist.

Nummer 2: Gut sein wollen – und sich dadurch Druck machen.

Nummer 3: Gut gefunden werden wollen – und sich dadurch abhängig machen vom Urteil und der Meinung anderer.

Nummer 4: Ungünstiger Umgang mit Fehlern/geringe Fehlerfreundlichkeit – sich über Fehler ärgern, sich Vorwürfe machen und infolgedessen noch ungünstiger reagieren und weniger gute Leistung erbringen.

Nummer 5: Negatives Selbstkonzept – Selbstzweifel und negative Annahmen über sich.

Im nächsten Schritt geht es darum, den Selbstwerträubern ihre Macht zu nehmen. In dem Kapitel 3.2.1 hast du bereits eine ganze Menge Techniken aus ACT und PEP kennengelernt, wie du mit negativen Gedanken umgehen kannst. Diese Techniken funktionieren natürlich auch für Selbstwerträuber, und deshalb wollen wir an dieser Stelle nicht noch einmal gesondert darauf eingehen. Es hat sich aber insbesondere im Umgang mit Selbstwerträubern als hilfreich herausgestellt, sich bewusst zu machen, dass sie nichts mit dem eigenen Wesen zu tun haben, sondern einfach gelernt sind.

Übung: Selbstwerttraining – Das bin nicht ich, das habe ich gelernt!

Wie bei allen anderen hinderlichen Gedanken geht es auch bei den Selbstwerträubern nicht darum, ob sie „wahr" sind. Sondern darum, was sie mit uns machen und wie wir uns zu ihnen verhalten.

Nimm für diese Übung die Liste mit deinen ganz persönlichen Selbstwerträubern zur Hand. Um eine andere Beziehung zu diesen Gedanken herzustellen, ist es hilfreich, wenn du die ganze Liste einmal „durchkurbelst", also etwa „Auch wenn ich bei allem das Gefühl habe, schuld zu sein, liebe und akzeptiere ich mich so, wie ich bin, und gehe meinen eigenen Weg", und so weiter, die ganze Liste durch. Natürlich musst du den zweiten Teil der Formel, in dem es um Selbststärkung und Selbstakzeptanz geht, so anpassen, dass es für dich stim-

mig ist. Es sollte aber auf jeden Fall enthalten sein, dass du dich selbst annimmst, akzeptierst, liebst, wie auch immer, auch wenn du da so komische Gedanken und Gewohnheiten hast.
Mach dir jetzt bitte klar, dass all diese Dinge auf deiner Liste nicht wirklich etwas mit *dir* zu tun haben. Schließlich bist du nicht so auf die Welt gekommen, sondern hast es dir irgendwann in deiner Lerngeschichte angeeignet. Du kannst ziemlich sicher davon ausgehen, dass diese Gedanken und Verhaltensweisen damals einen Sinn hatten. Jetzt stehen sie dir aber nur noch im Weg, und es ist Zeit, sich aus ihrem Griff zu befreien.
Schau dir also deine Liste mit den Selbstwerträubern an und spricht dazu die folgenden Sätze laut aus:

- „All diese Selbstwerträuber haben sich im Laufe meines Lebens eingeschlichen. Und was sich eingeschlichen hat, kann sich auch wieder ausschleichen."
- „Ich habe mir diese Selbstwerträuber irgendwann mal ‚eingefangen', wie man sich eine Grippe ‚einfangen' kann."
- „Meine Selbstwerträuber sind sehr verbreitet, haben also im Grunde nichts mit mir zu tun."
- „Und jeder, der diese Selbstwerträuber an Bord hat, der sich so behandelt und solche Gedanken über sich hat, fühlt vermutlich ähnlich wie ich."

Bei unseren Patienten nehmen wir währenddessen das Blatt mit den Selbstwerträubern, wackeln leicht damit herum und vollführen mit ihm eine Bewegung von rechts unten nach oben – das symbolisiert den Prozess, in dem sich diese Gedanken und Verhaltensmuster seit unserer frühesten Kindheit *ein*-geschlichen haben – und dann von oben nach links unten, um zu zeigen, wie sie sich jetzt, in unserem selbstbestimmten erwachsenen Leben wieder *aus*-schleichen lassen. In der Therapie wird das als hilfreich erlebt. Ob es auch in der Selbstanwendung funktioniert, wissen wir nicht, du kannst es aber gerne mit deiner Liste ausprobieren. Auf jeden Fall ist es im Sinne der ACT eine gute Defusionsübung, um Abstand zu schaffen und den Klammergriff dieser Gedanken aufzulösen.

Selbstwertspender

Wir können aber noch mehr tun, als nur den Selbstwerträubern mit den klassischen Entschärfungstechniken auf den Leib zu rücken. In der PEP gehen wir einen Schritt weiter und unterstützen unsere Klienten dabei, alternative kognitive Netzwerke aufzubauen. Das funktioniert ziemlich gut, weil der Mensch ein Wesen ist, das wahnsinnig schnell lernt.

Übung: Selbstwerttraining – Ab in die Werbeagentur!

Wir hoffen, das Wort „Werbeagentur“ stört dich nicht. Es ist ein bisschen augenzwinkernd gemeint. Wir wollen nicht Slogans entwickeln, damit Leute etwas kaufen, was sie nicht brauchen. Es geht darum, neue Narrative zu entwickeln, die dir helfen und dich nicht behindern. Der Begriff „Werbeagentur“ zielt darauf ab, dass diese „Selbstwertspender“ genau auf die Zielgruppe (das bist du!) passen und sich dabei gut anfühlen – eben wie ein guter Werbeslogan.

Für diese Übung nimm dir ein neues Blatt Papier und schreibe oben „Meine Selbstwertspender“ drauf. Ein bisschen Sorgfalt ist dabei angemessen, denn dieses Blatt wird dich die nächsten acht Wochen täglich begleiten. Deine Aufgabe ist jetzt, selbstwertstärkende Kraftsätze für jeden einzelnen deiner Selbstwerträuber zu entwickeln, an deine Selbstwerträuber gleichsam für dich passende Selbstwertspender „anzuflanschen“. Das ist eine beachtliche kreative Aufgabe (Werbeagentur eben), die dir hoffentlich Freude bereitet. Fange bei deiner Selbstwerträuberliste oben an und entwickle für jeden Räuber einen Kraftsatz, der an seine Stelle treten soll. Für diese Kraftsätze gibt es im Grunde nur die Regel, dass sie sich für dich richtig gut anfühlen sollen, also ein „positives Embodiment“ bei dir erzeugen. Deine Kraftsätze dürfen humorvoll sein, dich positiv berühren oder in Verbindung zu dir wichtigen Menschen, Vorbildern etc. stehen. Frage aber bitte nicht deinen Verstand, ob die Sätze „richtig“ sind. Der macht sonst alles wieder kaputt.

Hier sind zu deiner Inspiration Selbstwertspender, die wir mit einer unserer Patientinnen entwickelt haben (die auch schon so freundlich war, uns ihre Selbstwerträuber für dieses Buch zur Verfügung zu stellen):

- „Ich nehme mich liebevoll an mit all meinen Gefühlen.“
- „Ich fange an, Lob und Anerkennung als Geschenke anzunehmen und mich darüber zu freuen.“
- „Ich danke mir und allen meinen Anteilen für das, was wir geschaffen haben.“
- „Alles, was mich ausmacht, macht mich wertvoll.“
- „Ich habe es so was von verdient, machtvoll für mich und meine Bedürfnisse einzustehen.“
- „Gerade im Kontakt mit herausfordernden Menschen bleibe ich konsequent erwachsen.“
- „Mein Perfektionismus kann mich mal!“

Sprich deinen potenziellen Selbstwertspender laut aus und spüre in dich hinein. Sollte er dir richtig gut gefallen und idealerweise bei dir mit einem spürbar

positiven Körpergefühl verbunden sein, hast du einen Selbstwertspender für dich gefunden. Herzlichen Glückwunsch! Schreibe deinen Satz auf.
Mach dir dabei keinen Druck. Auch bei uns in der Therapiestunde dauert es manchmal eine Weile, bis ein Selbstwertspender gefunden ist, der sich für unseren Patienten richtig gut anfühlt. Und zur Not ist es aus unserer Sicht keine Schande, andere liebe Menschen (oder eine künstliche Intelligenz) zwecks Inspiration anzuzapfen.
Führe diesen Prozess fort, bis du für jeden deiner Selbstwerträuber einen richtig guten Selbstwertspender gefunden hast. Sprich sie dann der Reihe nach laut aus und achte darauf, wie sie sich anfühlen. Vielleicht sind manche immer noch nicht ganz stimmig. Das hat häufig damit zu tun, dass sie sich als übertrieben, zu werbemäßig und damit nicht authentisch anfühlen. In solchen Fällen hat es sich bewährt, sie mit relativierenden Formeln wie „... fange ich jetzt damit an ...", „... probiere ich aus...", „... in meiner eigenen Geschwindigkeit ..." etc. etwas „kleiner" zu machen.

Auch hier gilt: „Zwei- bis dreimal täglich acht Wochen!"
Wie lange hat es gedauert, bis du deine Selbstwerträuber intus hattest? Vermutlich beruhen sie auf einer jahrelangen intensiven Lernerfahrung. Gott sei Dank braucht es bei den Selbstwertspendern nicht so lange, aber von heute auf morgen geht es leider auch nicht. Deshalb ist es wichtig, dass du sie über längere Zeit jeden Tag laut aussprichst, damit sie ein Gegengewicht zu deinen Selbstwerträubern bilden können. Die PEP-Faustformel dafür ist eben zwei- bis dreimal täglich über acht Wochen. Aber du hast ja deine Kraftsätze extra so gestaltet, dass sie Spaß machen, und deshalb sollte das kein Problem sein. Wenn du allerdings feststellst, dass du einen inneren Widerstand gegen sie entwickelst, kannst du sie jederzeit modifizieren. In dem Fall könnte es aber auch sein, dass da noch die eine oder andere der Lösungsblockaden im Weg steht und erst noch aufgelöst werden muss. Vielleicht bekommst du ja aber auch Lust, die Tagesdosis zu erhöhen oder deine Kraftsätze nicht nur zu sprechen, sondern zu singen, zu tanzen oder sonst etwas Lustvolles zu tun, um sie in deinem Bewusstsein zu verankern. Deiner Kreativität sind dabei keine Grenzen gesetzt. Oft ist es auch hilfreich, mit Menschen, zu denen du Vertrauen hast und die dir am Herzen liegen, über deine neuen Selbstwertspender, was sie für dich bedeuten und wie du zu ihnen gekommen bist, zu sprechen.

4.4 Zu sich selbst kommen

Übung: Deine Grenze erkunden (nach Peter Levine, 2020)
Zunächst geht es darum, dass du deine Mitte findest. Suche dir einen Ort, an dem du dich wohlfühlst und ungestört bist. Stelle dich so hin, dass du dich nicht beengt fühlst und um dich herum genügend Raum hast. Deine Füße sind parallel ausgerichtet. Der Abstand zwischen den Füßen ist hüftbreit, maximal schulterbreit. Die Knie sind entspannt. Die Arme hängen locker herab. Der Kopf ist aufgerichtet, dein Blick gerade, als würdest du auf die Weite des Meeres hinaussehen. Spüre zunächst einmal, wie du stehst. Spüre deine Füße auf dem Boden und stelle dir vor, dass du wie ein Baum mit dem Untergrund verwurzelt bist. Achte auf deinen Atem und stelle dir vor, wie dein Atem beim Ausatmen durch deine Fußsohlen hindurch in den Boden hineingeht und wie du beim Einatmen durch deine Fußsohlen die ganze Energie der Erde in dich aufnimmst. Nimm ein paar tiefe Atemzüge und konzentriere dich dabei ausschließlich auf deine Atmung und die Verbundenheit mit der Erde.
Richte nach einigen Minuten deine Aufmerksamkeit auf deine linke Hand und fang an, die linke Handfläche mit deiner rechten Hand sanft zu massieren oder abzuklopfen, solange das für dich angenehm ist. Dann pausiere mit dem Klopfen bzw. Massieren und spüre nach, wie sich deine linke Handfläche anfühlt. Kribbelt es? Spürst du eine Vibration? Fühlt es sich taub an? Heiß oder kalt? Was immer du spürst – nimm dir etwas Zeit, um es ganz bewusst wahrzunehmen. Sieh deine Hand an und sage: „Das ist meine Hand. Meine Hand gehört zu mir. Meine Hand ist ein Teil von mir." (Das muss nicht wörtlich sein. Du kannst natürlich alle Formulierungen verwenden, die auf passende Weise für dich ausdrücken, dass es deine Hand ist und sie zu einem größeren Ganzen gehört.)
Dreh als Nächstes deine Hand um und massiere oder klopfe auf dem Handrücken. Nimm wieder alle Empfindungen auf deinem Handrücken wahr und achte dabei darauf, wie sie sich verändern. Mach dir dann wieder bewusst, dass es deine Hand ist, ein Teil von dir als ganzer Person, und bringe das in Worten zum Ausdruck, die für dich stimmig sind und sich gut anfühlen. Wenn du möchtest, kannst du deine Hand auch dafür loben, wie hilfreich sie ist und was sie schon alles für dich getan hat.
Du wirst selbst merken, wann Zeit ist weiterzumachen. Geleite dich dann nach und nach durch jeden Teil deines Körpers: Unter- und Oberarme, Füße, Waden, Schenkel, Unterleib, Rumpf, Gesäß, Rücken, Nacken, Gesicht und Kopf. Denk daran, die Übung sanft und mit Bewusstheit auszuführen. Es geht nicht nur um das

Klopfen oder Massieren, es geht genauso um die Empfindungen, die es begleiten. Dabei gibt es keine feste Reihenfolge. Vielleicht beklopfst du deinen Arm, zum Beispiel die Armaußenseite, und sagst: „Das ist mein Arm. Mein Arm gehört zu mir." Dann beklopfst du deine Schulter: „Das ist meine Schulter. Ich kann meine Schulter spüren. Meine Schulter und mein Arm sind verbunden. Meine Schulter und mein Arm sind Teil von mir." Dann kannst du dir Zeit nehmen, die Verbindung zwischen deiner Schulter, deinem Arm und deiner Hand zu spüren. Fahre damit fort zu spüren, wo du ein Gefühl von Verbindung wahrnimmst. Du kannst sanft deinen Kopf berühren, deine Stirn, deine Brust, deinen Bauch, deine Beine, dein Becken, deine Knie und deine Füße. Und jedes Mal sagst du etwas in der vorgeschlagenen Art und Weise. Nimm dir dabei so viel Zeit, wie du brauchst und wie gut für dich ist.

Übung: Deine Grenze erweitern (nach Peter Levine, 2020)

Das ist eine Übung, die die Erfahrung, die du in der vorangegangenen Übung mit deiner Körpergrenze gemacht hast, erweitert und sie ausdehnt in den Bereich der zwischenmenschlichen Grenzen.

Für die Übung brauchst du ein Seil oder eine dickere Schnur, um deinen Raum zu markieren. Wenn du kein Seil hast, kannst du auch Zettel oder irgendwelche anderen Dinge nehmen, mit denen sich ein Kreis legen lässt.

Stell dich so hin, dass du um dich herum genügend Platz hast. Konzentriere dich auf die Vorderseite, die Seiten und die Rückseite deines Körpers und spüre nach, wo um dich herum deine persönliche Wohlfühl- oder Sicherheitszone liegt, oder anders ausgedrückt: Wie weit dürften andere dir ohne deine Zustimmung nahekommen, damit es für dich noch sicher und in Ordnung ist? Wo liegt die Linie, die nicht ohne deine Zustimmung überschritten werden soll, weil du dich sonst unbehaglich oder bedroht fühlst?

Beträgt der Sicherheitsabstand zu anderen, bei dem du dich uneingeschränkt wohlfühlst, einen halben Meter, einen Meter, eineinhalb Meter, zwei Meter, oder ist er noch größer? Lege mit dem Seil um dich herum einen Kreis, der diesen Abstand markiert. Du musst dabei etwas experimentieren, um zu spüren, wann es für dich passt. Wenn der Kreis zu klein ist, engt er dich ein; wenn er zu groß ist, verlierst du dich darin.

Schau dich jetzt in diesem persönlichen Bereich, den du für dich abgesteckt hast, um. Dreh dich einmal um dich selbst und probiere aus, wie es sich anfühlt, Dinge zu sagen wie: „Das ist mein Bereich, in den darf niemand, niemand, niemand hinein, den ich nicht einlade! Das ist mein Raum! Den nehme ich mir! In den darf niemand unerlaubt eintreten!" Und probiere aus, wie es sich für dich

anfühlt, wenn du diese Grenze mit gestreckten Armen und mit offenen, nach außen gerichteten Handflächen nachzeichnest.
Du kannst diese Übung auch mit einer Freundin machen, die spielerisch versucht, an verschiedenen Stellen in deinen persönlichen Raum einzudringen. Du bist aber jedes Mal schneller und hinderst sie mit ausgestreckten Armen daran, die Grenze zu überschreiten.

Von Zen-Meister Dōgen sind die Worte überliefert: „Den Weg des Buddha gehen, heißt, sich selbst zu erforschen." Der Weg der Erleuchtung führt also über das eigene Selbst. Hast du dich schon einmal gefragt, wer du bist? Also in einem ganz elementaren Sinn? Wenn wir in einer bestimmten Situation gefragt werden, wer wir sind, fällt uns die Antwort meistens leicht. Wir sagen dann unseren Namen, unseren Beruf, erläutern vielleicht, welche Absichten wir haben, und verweisen auf bestimmte Fähigkeiten, Kenntnisse, Eigenschaften von uns, die uns gerade bedeutsam erscheinen. Aber sagt das wirklich etwas darüber aus, wer wir im tiefsten Inneren sind? Ich bin ja nicht immer Therapeut oder Vater oder liebender Partner. Es gibt so viel mehr Rollen, die ich einnehme oder die ich einnehmen könnte. Ich bin auch nicht immer glücklich oder unglücklich, traurig oder voller Freude, ängstlich oder wütend. Das alles ändert sich ständig, aber wer ist dieses „Ich", das meine Rollen spielt, meine Gefühle fühlt, meine Gedanken denkt?

Meister Dōgen führt seine Gedanken übrigens so fort: „Sich selbst zu erforschen, heißt, sich selbst zu vergessen." Und damit zeigt er das ganze Dilemma auf, das immer wieder entsteht, wenn wir uns mit unserem „Selbst" beschäftigen: Alles, was wir uns über unser Selbst erzählen, passt nicht, ist zu klein, ist etwas Äußerliches, wie eine Schlangenhaut, die wir abgeworfen haben. Jedes Mal, wenn wir versuchen, unser Ich gedanklich und begrifflich in den Griff zu bekommen, verfehlen wir uns und laufen Gefahr, uns mit etwas zu verwechseln, was wir nicht sind. Oder es ergeht uns wie der literarischen Gestalt Peer Gynt beim Schälen der Zwiebel. Bei der Suche nach dem Kern entfernen wir Schicht um Schicht und stehen am Ende mit leeren Händen da.

Aber ist die Frage nach dem Selbst nicht einfach ein nutzloses, intellektuelles Spiel? Tatsächlich ist sie das nicht, sondern von existenzieller Bedeutung. Wir müssen einerseits wissen, wer wir sind; wir müssen Rede und Antwort stehen; wir müssen uns über unsere Rollen in der Welt positionieren, sonst geraten wir in die gesellschaftliche Isolation. Die Gesellschaft, unsere Mitmenschen haben Anspruch auf ein bisschen Verlässlichkeit. Wenn wir uns aber verwechseln mit den Geschichten, die wir (uns selbst und den anderen) über uns erzählen, wenn wir uns identifizieren mit unseren Rollen und Selbstkonzepten, wenn wir krampfhaft versuchen, uns daran festzuhalten, beginnen wir zu erstarren. Wir verlieren unsere Freiheit und werden zum Opfer unserer Konditionierung, unfähig, wirklich unseren eigenen Weg zu finden. Und das ist völlig unabhängig davon, ob es positive oder negative Selbstbilder sind, an denen wir festhalten. Nehmen wir beispielsweise den Satz „Ich bin stark“. Das klingt doch super! Doch wenn wir uns mit diesem Satz identifizieren, müssen wir immer und in jeder Situation stark sein, über unsere Grenzen, über unsere Leistungsfähigkeit hinaus. Wir haben dann keine Möglichkeit, Hilfe zu suchen oder in einer intimen Beziehung ein Partner zu sein, der nicht nur gibt, sondern auch annimmt.

Der Anzug (aus Waadt & Acker, 2018)

Ein Mann lässt sich einen Anzug schneidern. Als der Anzug fertig ist, stellt er fest, dass er gar nicht passt: An der einen Stelle ist er zu eng, an der anderen zu weit, die Hosenbeine sind zu lang und die Ärmel zu kurz. Aber der Schneider beruhigt ihn: „Augenblick, das haben wir gleich. Sie müssen nur die linke Schulter hochziehen, rechts in der Hüfte einknicken und den Arm etwas anwinkeln.“ Er zieht dem Kunden noch den Gürtel fest, bis ihm die Luft wegbleibt – und schon sitzt der Anzug wie angegossen. Auf dem Nachhauseweg begegnet der Mann zwei Frauen, die über ihn tuscheln. „Mensch“, sagt die eine, „hast du den armen Krüppel gesehen?“ Sagt die andere: „Aber der Anzug ist super.“
Jedes Selbstbild, das wir uns anziehen, ist so ein Anzug. Es gibt keines, das uns passt, und wir sind immer damit beschäftigt, uns ihm anzupassen.

Wenn wir uns an Selbstbildern festhalten, werden wir unfrei. Wenn wir aber überhaupt keine Idee davon haben, wer wir sind, verlieren wir jeden Halt und fallen ins Bodenlose. Die Aufgabe besteht darin, so der Sozialpsychologe Jürgen Straub, die Balance zu halten zwischen Rigidität und Chaos (vgl. Straub, 2019). Aber wie kriegt man das hin?

Der erste Schritt besteht darin, achtsam mit der Sprache umzugehen. Die Strukturen unserer Welt werden, wie schon der Philosoph Ludwig Wittgenstein wusste, durch Sprache gebildet, und sprachliche Formulierungen entwickeln eine eigene Dynamik, eine eigene Wirkmächtigkeit, der man sich schwer entziehen kann (vgl. Wittgenstein, 1979). Vorsichtig sollte man vor allem mit den „Ich-bin-Sätzen“ sein, denn diese Sätze bilden Bedeutungsnetzwerke, die innere Geschlossenheit fordern. Das klingt jetzt ein wenig abstrakt, ist aber eigentlich ganz einfach. Stell dir vor, jemand identifiziert sich mit der Selbstzuschreibung „Ich bin scheu“. In unserer Sprachgemeinschaft gehört „Ich bin scheu“ zu einem semantischen Netzwerk, das auch Selbstzuschreibungen wie etwa „Ich bin zurückhaltend“, „Ich bin empfindlich“, „Ich bin introvertiert“ usw. einschließt. Das Problem ist, dass Selbstzuschreibungen wie etwa „Ich bin selbstbewusst“ oder „Ich bin ausgelassen“ damit nicht kompatibel sind und ausgeschlossen werden müssen, und das hat ganz praktische Auswirkungen, weil mir damit eine ganze Reihe von Verhaltensweisen nicht zur Verfügung stehen, ganz einfach, weil sie nicht mit meinem Selbstbild vereinbar sind. Das sieht schon ganz anders aus, wenn wir nicht sagen: „Ich bin scheu“, sondern etwa: „Scheu zu sein, ist eine Facette von mir“, denn ich kann widerspruchsfrei gleichzeitig über eine ganze Menge anderer Facetten verfügen, wie etwa selbstbewusst, ausgelassen oder extravertiert zu sein.

Diese feste Zuschreibung von bestimmten Eigenschaften entspricht tatsächlich nicht der Wirklichkeit, auch wenn wir immer wieder in diese Falle tappen. Deutlich wird das in der folgenden kleinen Übung (vgl. Villatte, Villatte & Hayes, 2020):

Übung

Nimm ein Blatt Papier, schreib oben „Ich“ und in die nächste Zeile „bin“, „tue“ und „fühle“, also etwa so:

Ich

bin	tue	fühle
______	______	______
______	______	______
______	______	______
______	______	______
______	______	______

Stelle dir jetzt folgende Situation vor:

Ereignis 1: Du hast die ganze Nacht kaum ein Auge zugetan, dich hin und her gewälzt und mit unangenehmen Gedanken gekämpft. Jetzt klingelt der Wecker. Schreibe in die Tabelle jeweils fünf Dinge, die du in dieser Situation bist, tust und fühlst.

Jetzt kommt die nächste Situation:

Ereignis 2: Du stehst im Gang eines Omnibusses, der gerade um die Kurve fährt, und versuchst verzweifelt, dich festzuhalten. Da siehst du, dass eine Person, die einen Sitzplatz ergattert hat, dir dabei zusieht und lachen muss.

Nimm jetzt die Tabelle, die du zu Ereignis 1 ausgefüllt hast, streiche alles durch, was nicht mehr passt, und ersetze es durch etwas, was du in dieser Situation im Bus bist, tust, fühlst.
Genauso machst du weiter mit den folgenden Situationen:

Ereignis 3: Du bist auf einer Feier, wo du niemanden kennst. Alle anderen haben sich zu Gruppen zusammengefunden, unterhalten sich und sind gut gelaunt. Nur du stehst daneben und weißt nicht, was du tun sollst.

Ereignis 4: Du besuchst ein Fußballspiel und kleckerst dir Senf auf dein Hemd.

Ereignis 5: Du siehst, dass eine gute Freundin, die du lange nicht gesehen hast, an die du aber oft gedacht hast, dir eine ganz liebe Mail geschickt hat.

Wie ist es dir beim Ausfüllen der Tabelle und beim Update über die verschiedenen Situationen ergangen? Wahrscheinlich hast du erlebt, dass du beim Übergang von Situation zu Situation das meiste, was du eingetragen hast, wieder durchstreichen musstest. Manche Dinge ändern sich schnell, manche sind etwas stabiler. Wenn du beispielsweise eingetragen hast „Ich bin soundso viele Jahre alt“, ändert sich das erst wieder an deinem nächsten Geburtstag – aber auch das ändert sich. Tatsächlich ändern sich alle diese Dinge, und das Einzige, was übrig bleibt und immer gilt, ist das tautologische „Ich bin ich“.

„Ich bin ich“ – das ist es!

Rein logisch ist das eine Leerformel, ohne jeden Informationsgehalt oder Erkenntnisgewinn.

Aber es ist das, was unsere Existenz berührt, und auch wenn es uns begrifflich ständig entgleitet, können wir es doch spüren.

Das wird schon deutlich, wenn wir diese Formel „Ich bin Ich“ wie ein Mantra immer wiederholen. Probiere es doch aus! Sprich einfach „Ich bin ich“, „Ich bin ich“, „Ich bin ich“, „Ich bin ich“ immer wieder und achte darauf, wie es sich anfühlt. „Ich bin ich“ ist das Einzige, was sich niemals verändert, ganz unabhängig davon, was wir in einer bestimmten Situation sehen, hören, spüren, riechen, schmecken, fühlen oder denken. Wenn du jetzt geradeaus blickst: Was siehst du da? Und wenn du jetzt den Kopf um 90°drehst, so siehst du etwas anderes; aber du, also der, der sieht, ist derselbe.

Noch mal: Rein sprachlich-logisch mag das vielleicht wenig Sinn ergeben oder sich widersprüchlich oder banal anhören. Wir können es aber unmittelbar erleben und uns dieses Erleben auch immer wieder bewusst machen, dass wir der Fluchtpunkt all unserer Wahrnehmungen und der Mittelpunkt unserer Welt sind.

„Ich bin ich"!

Und das gilt auch für die unterschiedlichen Rollen, die wir in unserem Leben immer wieder spielen. Wir tragen Rollen wie einen Smoking, ein Abendkleid, einen Jogginganzug oder einen gemütlichen Pullover, aber wir *sind* sie nicht. Darum geht es auch in der nächsten Übung.

Übung: Wie fühlen sich meine Rollen an?

Für diese Übung brauchst du ein bisschen Platz und mehrere Zettel oder Moderationskarten. Überlege dir zunächst, welche Rollen du aktuell in deinem Leben einnimmst. Du spielst vielleicht die Rolle einer Freundin, einer Kollegin, einer Chefin, einer Mutter, einer Tochter, vielleicht bist du auch eine Sportlerin, eine Kreative, eine Kranke, eine Wütende oder Ängstliche. Schreibe diese verschiedenen Rollen jeweils auf eine Karte und lege diese Karten dann in einem Kreis auf den Boden.

Stelle dich als Erstes in die Mitte dieses Kreises, drehe dich einmal um dich selbst, betrachte von dieser Position aus deine Rollen und nimm wahr, wie sich das anfühlt.

Stelle dich dann nach und nach auf die einzelnen Karten/Rollen. Schließe dabei die Augen und sage zu dir „Hier bin ich Tochter", „Hier bin ich Chefin", „Hier bin ich Partnerin", „Hier bin ich Genießerin", je nachdem, auf welcher Karte du stehst. Achte dabei genau darauf, was du in dieser Rolle spürst, mache dir bewusst, dass *du* es bist, die das spürt, und frage deinen Körper, ob es eine Haltung oder eine Geste gibt, die dieses Spüren und die Rolle symbolisieren. (Wichtig: Frage nicht deinen Verstand, der hat bei dieser Übung keinen Auftrag, auch wenn er immer alles besser wissen will.)

Nimm dir Zeit dazu und probiere die verschiedenen Rollen mehrmals aus.

Im nächsten Schritt geht es darum: Gab es früher in deinem Leben Rollen, die du eingenommen hast und die dir irgendwie verloren gegangen sind? Vielleicht warst du ja früher eine Entdeckerin, eine Spontane, eine Sinnsucherin. Wenn es in deinem früheren Leben Rollen gab, die dir abhandengekommen sind und die du vielleicht wiederbeleben möchtest, schreibe sie ebenso auf Karten und lege sie in den Kreis.

Probier dann auch bei diesen Rollen wieder aus, wie sie sich anfühlen. Nimm dabei wahr, dass *du* es bist, die das fühlt, und versuche auch hier, eine Körperhaltung oder eine Geste zu finden, die diese Rollen jeweils repräsentiert.

Geh dann wieder in die Mitte des Kreises und betrachte deine verschiedenen Rollen vom Zentrum aus.

Im dritten Schritt geht es darum, ob es irgendwelche Rollen gibt, die du noch nie gespielt hast und die du gerne einmal ausprobieren würdest. Mach dir dabei keine Gedanken darüber, wie realistisch das ist, sondern sei einfach neugierig, was dir dabei in den Sinn kommt. Wenn es solche Rollen gibt, die du gerne einmal leben würdest, schreibe sie wieder auf Karten, lege sie in den Kreis und probiere aus, wie sie sich anfühlen und ob es eine Haltung oder eine Geste gibt, die mit ihnen zusammenstimmen.
Begib dich dann wieder in die Mitte des Kreises, also dahin, wo du keine Rollen spielst, sondern einfach nur bist, und wiederhole einige Male dein neues Mantra „Ich bin ich".
Lass dir ein bisschen Zeit und bleibe bei dem, was du in dieser Übung erlebt hast. Falls dein Verstand versucht, das Ganze jetzt zu analysieren und in Begriffe zu fassen, solltest du ihm eine Pause verordnen. Es geht um das „Selbsterleben" mit Betonung auf „erleben", und das findet im Herzen und im Bauch, aber nicht im Kopf statt.

Wenn du möchtest, kannst du diese Übung folgendermaßen nachbereiten: Nimm die einzelnen Karten und bewerte jeweils auf einer Skala von 0 (= „gar keine") bis 10 (= „eine immense"), welche Bedeutung die jeweilige Rolle aktuell in deinem Leben spielt. Wie viel Raum nimmt diese Rolle in deinem Leben ein? Frage dich dann – auch wieder auf einer Skala von 0 bis 10 –, welchen Raum diese Rolle in deinem Leben spielen *soll*. Überlege dir dann, wie genau du die einzelnen Rollen ausfüllen möchtest. Was für eine Kollegin, was deine Partnerin, was für eine Freundin usw. möchtest du sein? Du hast die Wahl! Damit sind wir wieder bei dem Thema, was uns im Leben wirklich bedeutsam ist, und tatsächlich hängt das mit dem Selbsterleben aufs Engste zusammen. Denn in den Augenblicken, in denen wir uns ganz bei uns und in Übereinstimmung mit uns selbst fühlen, sind wir auch im Tiefsten mit dem verbunden, was uns von ganzem Herzen wichtig ist.

4.5 Achtsamkeit

Übung: Einfach nur gehen (nach Waadt & Acker, 2018)

Markiere zunächst einen Ausgangs- und einen Endpunkt, zwischen denen du hin und her gehen willst. Bleibe in der Übung beim Wenden an diesen Punkten jedes Mal stehen, schließe die Beine und vollziehe die Wendung mit gesammelter Aufmerksamkeit, in dem du dich zunächst um 90° nach rechts drehst, kurz verweilst, dich noch mal um 90° nach rechts drehst, um dann die Bewegung wieder aufzunehmen.

Stelle dich jetzt auf den Ausgangspunkt, die Füße etwa 10 bis 15 cm auseinander, die Knie locker.

Lass die Arme neben dem Körper hängen und sieh nach vorne, zum Beispiel auf einen Punkt am Boden oder im Raum.

Spüre, wie deine Füße den Boden berühren.

Spüre, wie dein Körpergewicht auf deinen Beinen und Füßen ruht.

Beginne jetzt, in ruhigem Schritt zu gehen, und finde dabei ein Tempo, das dir angenehm ist.

Und richte deine Aufmerksamkeit auf deine Füße.

Was spürst du in den Füßen, wenn du gehst? Achte darauf, wie sich die Empfindungen in deinen Füßen während des Gehens verändern.

Wenn du merkst, dass deine Gedanken abschweifen, bringe deine Aufmerksamkeit freundlich zum Gehen zurück.

Das kannst du immer wieder tun, jedes Mal, wenn du dich in einem Gedanken verlierst.

Bleib also mit deiner Aufmerksamkeit bei deinen Füßen, während du gehst, und spüre bewusst, wie du die Füße aufsetzt.

Spüre, wie deine Ferse den Boden berührt, wie der Fuß abrollt, bis die Zehen den Boden erreichen.

Jeden Schritt neu. Jeder Schritt ist vollkommen und einzigartig!

Lass dann die Konzentration auf deine Füße los und richte sie auf deine Beine.

Was spürst du in den Beinen, wenn du gehst?

Spüre bei jedem Schritt bewusst die Empfindungen in deinen Beinen.

Spüre, wie deine Beine dich tragen und fortbewegen.

Lass nun die Aufmerksamkeit für deine Beine los und richte sie auf deinen Oberkörper.

Was spürst du in deinem Oberkörper, während du gehst?

Spürst du, wie sich das Gleichgewicht in deinem Körper beim Gehen verlagert?

Verweile mit deiner Aufmerksamkeit im Oberkörper und spüre, wie er die Bewegung beim Gehen mitvollzieht.
Richte dann deine Aufmerksamkeit wieder auf deine Füße, nach einer Weile wieder auf deine Beine, dann wieder auf den Oberkörper,
Was machen eigentlich deine Arme und deine Hände, während du gehst?
Gehe einfach immer zwischen Ausgangs- und Endpunkt hin und her und konzentriere dich darauf, was du spüren kannst.
Um die Übung zu beenden, gehe etwas langsamer, immer langsamer, bis du an einem der markierten Punkte zum Stehen kommst.
Konzentriere dich jetzt auf das Gefühl in deinen Füßen, während du still stehst.
Was spürst du in deinen Füßen?
Und jetzt richte deine Aufmerksamkeit auf deine Beine.
Was spürst du in deinen Beinen?
Spüre jetzt deinen ganzen Körper, und spüre, wie du stehst.
Vielleicht kannst du auch spüren, dass dein Körper nach dem Gehen ruhiger geworden ist.
Lenke deine Aufmerksamkeit jetzt auf deine Atmung.
Konzentriere dich auf deine Atmung und spüre bewusst, wie dein Atem einströmt und wieder ausströmt.
Mache dann einen Schritt zur Seite und tritt mit einer kleinen symbolischen Verneigung gegenüber dir selbst und der ganzen Welt aus dieser Übung heraus.

Manchmal mag man das Wort schon nicht mehr hören: Achtsamkeit. Es wird einfach zu inflationär gebraucht. Die einen sehen darin die Lösung für alle Probleme, sowohl die eigenen als auch die der ganzen Welt. Für die Kritiker ist es dagegen ein esoterischer Modebegriff, der für eine egoistische, weltabgewandte Haltung und eine Perspektive der selbstverliebten Nabelschau steht.

Aber was ist Achtsamkeit tatsächlich, und wie kann sie helfen, unseren Weg zu finden und konsequent zu gehen? Der Mensch, der wahrscheinlich am meisten dazu beigetragen hat, den Begriff in unserer westlichen Gesellschaft populär zu machen, ist Jon Kabat-Zinn. Der Molekularbiologe Kabat-Zinn hatte sich schon als junger Mann mit buddhistischer Meditationspraxis beschäftigt und dabei erlebt, wie sie helfen kann, in einer turbulenten, chaotischen Welt Ruhe zu finden. Diesen Effekt wollte er dann in einer weltlichen Form, also befreit vom buddhistisch-spirituellen Hintergrund, medizinisch nutzbar machen. Gerade am Anfang wurde er dabei von der ausschließlich naturwissenschaftlich orientierten Medizin der westlichen Welt äußerst skeptisch beäugt. Doch er hatte – zunächst in der Arbeit mit chronischen Schmerzpatienten, später in der Arbeit mit Menschen, die an chronischem Stress leiden – sensationellen Erfolg. Bekannt geworden ist er vor allem durch ein achtwöchiges Trainingsprogramm, das sogenannte MBSR-Programm („Mindfulness Based Stress Reduction" oder „Achtsamkeitsbasierte Stressreduktion"), das er aus seinen Erfahrungen mit Stresspatienten heraus entwickelt hat (vgl. Kabat-Zinn, 2019). Das MBSR-Programm hat sich in den letzten vierzig Jahren auf der ganzen Welt durchgesetzt, und seine Wirksamkeit wurde in einer Vielzahl wissenschaftlicher Studien nachgewiesen (vgl. z. B. Schmiedeler, 2024).

Kabat-Zinn definiert Achtsamkeit als eine bestimmte Form der Aufmerksamkeit: Sie erfolgt absichtlich und bezieht sich auf das, was jetzt im Augenblick sowohl in der inneren als auch in der äußeren Welt stattfindet. Bei ihr geht es nur darum, was ist, ohne zu bewerten, ob es gut oder schlecht ist. Im Stadium der Achtsamkeit richten wir unseren Fokus gezielt auf das, was wir wahrnehmen können. Also auf das, was wir sehen, hören, riechen, schmecken, aber auch auf das, was wir spüren, was wir fühlen und was wir denken, ohne gleichzeitig darüber zu urteilen.

Aber was haben wir davon? Ist das nicht Zeitverschwendung? Nein, denn es ermöglicht uns, auszusteigen aus dem Prozess der Konditionierung und der automatisierten Denk-, Fühl- und Handlungsmuster, in den wir im Zustand der Unachtsamkeit verstrickt sind. Achtsamkeit macht uns frei. Der österreichische Psychotherapeut Viktor Frankl, von dem in der Einleitung schon die Rede war, sagt dazu: Zwischen Reiz – also dem, was wir sinnlich wahrnehmen, was wir denken oder was wir fühlen – und Reaktion – also dem, wie wir handeln –, ist ein kleiner Spalt. Und in diesem Spalt, so Frankl, liegt unsere Freiheit, unsere Reaktion selbst zu wählen. Damit liegt in diesem Spalt unsere Möglichkeit, zu uns selbst zu kommen, selbstbestimmt zu handeln und die Person zu werden, die wir sein wollen. Achtsamkeit hilft uns dabei, diesen Spalt für uns nutzbar zu machen. (Die Quelle für das Frankl-Zitat ist leider nicht belegt.)

Wenn wir das auf unser Choice-Point-Modell anwenden, gibt es eine Reihe von Punkten, bei denen Achtsamkeit entscheidend ist (siehe Abbildung 4-1).

„Autopilot ausschalten!": Um bewusst darüber zu entscheiden, in welche Richtung ich gehen möchte, muss ich mir bewusst machen, dass ich an einem Choice-Point angekommen bin und dass es deshalb notwendig ist, eine Entscheidung zu treffen, ob ich nach links oder rechts abbiege. Ansonsten folge ich dem Pfad, den ich schon mein ganzes Leben gegangen bin, und der führt mit hoher Wahrscheinlichkeit weg von dem, was mir tatsächlich wichtig ist.

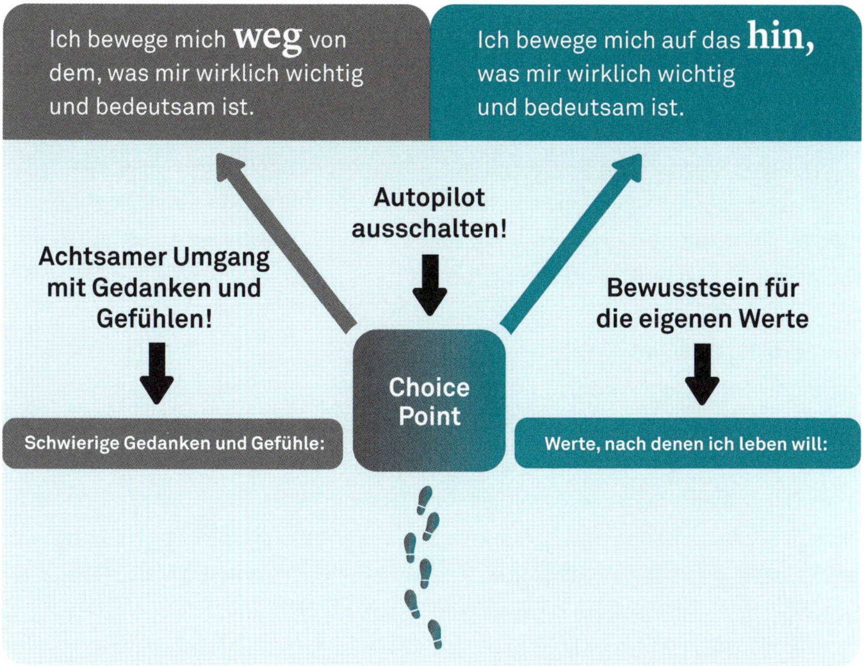

Abbildung 4-1: Die Bedeutung von Achtsamkeit im Choice-Point-Modell

„Bewusstsein für die eigenen Werte“: Um eine sichere Richtungsentscheidung treffen zu können, muss ich wissen, was mir wichtig ist, und auch, warum mir das wichtig ist. Wie wir weiter oben gesehen haben, kann man sich über die eigenen Werte täuschen, und wir verfolgen bestimmte Motive nicht deshalb, weil wir uns wirklich authentisch dafür entschieden haben, sondern weil wir damit schwierige Gefühle vermeiden oder einfach verstrickt sind in Werturteile, die uns in unserer Lerngeschichte übergestülpt worden sind. Ein klares Bewusstsein dafür, was mir bedeutsam ist, ist ein wesentlicher Aspekt von Achtsamkeit.

„Achtsamer Umgang mit Gedanken und Gefühlen“: Die Macht von unangenehmen Gefühlen und gelernten Gedanken ist groß. Wir müssen sie mit ein bisschen Abstand betrachten, um selbstbestimmt damit umgehen zu können. Solange wir in sie verstrickt und in ihnen gefangen sind, zerren sie uns gnadenlos in die falsche Richtung.

Leider ist Achtsamkeit nicht etwas, was uns einfach gegeben ist, sondern wir müssen sie üben und weiterentwickeln. Dabei hat sich das Konzept der „5 Dimensionen der Achtsamkeit“ („5 Facets of Mindfulness“) (vgl. Michalak et al., 2016)

als äußerst hilfreich herausgestellt. Ursprünglich geht es bei diesem Konzept darum, Achtsamkeit anhand eines Fragebogens messbar zu machen. Der große Vorteil ist aber der, dass es unsere Aufmerksamkeit auf fünf unterschiedliche Dimensionen der Achtsamkeit lenkt, die sich jeweils gezielt üben lassen. Das Konzept kommt ursprünglich aus dem englischsprachigen Raum, und deshalb gibt es im Deutschen auch verschiedene Übersetzungen. Die hier verwendeten Begriffe sind eigene Übertragungen aus dem Englischen, die sich in unserer Arbeit in Psychotherapie und Beratung bewährt haben.

Die erste Dimension: „Wahrnehmen“

Spürst du beim Gehen deinen Körper in der Bewegung? Spürst du den Wind und die Sonne in deinem Gesicht? Nimmst du bewusst deinen Ärger wahr, wenn dir gerade die U-Bahn weggefahren ist oder jemand etwas sagt oder tut, was dich aufregt? Darum geht es in dieser Dimension. Der englische Originalbegriff dafür ist „observe“, also „Beobachten“, der aber zu sehr auf die visuelle Sphäre eingeengt ist. Es geht grundsätzlich darum, alles wahrzunehmen, was jetzt ist, was wir sehen, hören, riechen, schmecken, spüren, fühlen, denken.

Wie lässt sich Wahrnehmen üben? Ganz einfach: durch wahrnehmen, also indem wir bewusst und gezielt unsere Aufmerksamkeit auf das richten, was wir in einer bestimmten Situation wahrnehmen können. Wenn du dich mit jemandem unterhältst, achte doch beispielsweise ganz genau darauf, wie der- oder diejenige spricht. Ist die Stimme hoch oder tief? Ist sie moduliert, das heißt, verfügt sie über Höhen und Tiefen, oder ist sie immer gleichförmig? Wie ist die Mimik, wie die Gestik? Wie würde es sich für dich anfühlen, wenn du so sprechen würdest, wie es dein Gegenüber tut? Oder wenn du dich so halten, so sitzen, so stehen würdest? Achte dann darauf, was die Art und Weise, wie dein Gegenüber mit dir spricht, bei dir auslöst. Spannt sich dein Unterkiefer, spannt sich deine Schultermuskulatur? Oder führt die Unterhaltung eher dazu, dass du dich öffnest und zugewandt wirst? Wie ist deine Körperhaltung? Aufrecht? Eingesunken? Angespannt? Schlaff oder flexibel und energiegeladen? Nimm all diese Dinge ganz bewusst war, und du wirst nicht nur ein besserer, aufmerksamerer, erfolgreicherer Gesprächspartner, sondern absolvierst gleichzeitig eine Übung in der ersten Dimension der Achtsamkeit.

Die zweite Dimension: „Beschreiben“

Mit „Beschreiben“ ist einfach die Fertigkeit gemeint, mithilfe von Worten sich oder jemand anderem zu vermitteln, was man in einem bestimmten Moment in sich oder außerhalb von sich wahrnimmt, und das in einer möglichst puristischen Art und Weise, also ohne das Wahrgenommene auszuschmücken oder zu bewerten. Manchmal spricht man dabei auch von Zeugenschaft. Das heißt, man beschreibt die Dinge distanziert wie ein unbeteiligter Zeuge, etwa folgendermaßen: „Mein Herz schlägt schneller, meine Atmung wird flacher, ich denke darüber nach, dass ich keinen Fehler machen will.“ Da sich das Erleben ständig verändert, ist auch das Beschreiben ein kontinuierlicher Prozess, der neue Worte erfordert, wenn neue Erfahrungen ins Bewusstsein treten.

Wie übt man Beschreiben? Auch hier ist es wieder ganz einfach: Indem man es tut. Nimm dir ein paar Minuten Zeit und fasse in Worte, was du wahrnimmst, also was du siehst, hörst, riechst, schmeckst, spürst, fühlst und was du denkst.

Eine speziellere Übung wäre beispielsweise, in verschiedenen Situationen innezuhalten, in sich zu lauschen, wahrzunehmen, was man spürt, und dann Worte dafür zu finden, was man sich in dieser Situation gerade wünscht. Vielleicht wünscht man sich Ruhe, vielleicht Geborgenheit, vielleicht Hilfe von einem Freund oder die liebevolle Zuwendung von einem Partner. Vielleicht ist es auch ganz banal, und man wünscht sich einen Regenschirm oder ein kühles Getränk, weil es ein heißer Tag ist. Es kann natürlich auch sein, dass man sich in diesem speziellen Moment nichts wünscht oder es nicht ausdrücken kann, und auch das ist eine Erkenntnis. Durch das Wahrnehmen und Beschreiben schlagen wir auch eine Brücke zu unseren Werten, die uns dadurch klarer werden können. Wir empfehlen dir deshalb, dir mehrmals täglich den Timer auf deinem Smartphone zu stellen, und jedes Mal, wenn das Telefon vibriert oder summt, innezuhalten, dich zu fragen, was du dir wünscht, und das zu benennen.

Die dritte Dimension: „Nicht-Anhaften“

Der Begriff „Nicht-Anhaften“ ist eine Referenz an östliche Spiritualität. Der englische Originalbegriff ist „nonreactivity“ und wird in der deutschen Literatur meistens wörtlich als „Nichtreaktivität“ übersetzt. Wir finden „Nicht-Anhaften“ schöner. Im Endeffekt geht es einfach darum, Gedanken und Gefühle da sein zu lassen, ohne sich darin zu verstricken und ohne dagegen anzukämpfen. Wie wir bereits gesehen haben, ist das oft schwierig, insbesondere, wenn es sich um schmerzhafte Gedanken oder Emotionen handelt oder wenn immer die gleichen Erinnerungen oder Sorgen auftauchen. Außerdem erfordert es ein hohes Maß an Aufmerksamkeit, weil das Kämpfen oder Verstricktwerden vollkommen automatisch ablaufen. Aus einer ACT-Perspektive beinhaltet die Nichtreaktivität sowohl Akzeptanz als auch Defusion, auf die wir im ersten Teil des Buches ausführlich eingegangen sind. Alle Techniken und Übungen, die du dort kennengelernt hast, helfen dir dabei, deine Fertigkeiten im Nicht-Anhaften zu verbessern.

Indem wir die zwei ersten Dimensionen Wahrnehmen und Beschreiben üben, zahlen wir übrigens auch schon auf diese dritte Dimension des Nicht-Anhaftens ein. Das Wahrnehmen, ohne über das Wahrgenommene zu urteilen, ist ja an sich schon eine Akzeptanz-Übung, und das Beschreiben schafft – indem wir *auf* das Wahrgenommene blicken und nicht darin gefangen sind – einen Abstand, der unseren üblichen automatisierten Reaktionen entgegensteht. Der amerikanische Psychologe James Pennebaker hat beispielsweise bereits in den 1990er-Jahren untersucht, wie sich Menschen intensiv mit schwierigen Ereignissen auseinandersetzen, indem sie darüber schreiben. Er wollte herausfinden, ob es hilft, sich ganz bewusst mit unangenehmen Gedanken und Gefühlen auseinanderzusetzen. Pennebaker und seine Mitarbeiterinnen und Mitarbeiter verglichen dazu zwei Gruppen von Arbeitern miteinander, die kurz zuvor ihren Arbeitsplatz verloren hatten. Sie kamen zu erstaunlichen Ergebnissen: Die Arbeiter aus der ersten Gruppe, die über ihre Sorgen, ihre Ängste und über die Scham geschrieben hatten, die die Kündigung in ihnen ausgelöst hatte, fanden signifikant schneller eine neue Anstellung als die Arbeiter aus der Kontrollgruppe, die sich nicht schriftlich mit dem Ereignis auseinandergesetzt hatten (vgl. Waadt & Acker, 2018). Pennebaker hat daraus ein strukturiertes Programm entwickelt, um durch Wahrnehmen und Be-Schreiben die Auswirkungen von schwierigen oder traumatischen Erlebnissen zu entschärfen („Heilung durch Schreiben"; Pennebaker, 2019).

Wir haben hier noch zwei weitere Übungen, mit denen du üben kannst, die Anhaftung an schwierige Gedanken oder Gefühle aufzulösen:

Übung: Gefühle „verdinglichen"

Erinnere dich an eine Situation, die für dich sehr stressvoll und von einem unangenehmen Gefühl begleitet war. Vielleicht gibt es auch eine Situation bzw. ein unangenehmes Gefühl, das immer wieder in deinem Leben erscheint.
Begib dich ganz hinein in diese Situation und tauche noch einmal ganz ein. Was siehst du? Was hörst du? Was riechst du in dieser Situation? Und jetzt wende dich dem Gefühl zu, das in dieser Situation entsteht. Wo in deinem Körper spürst du das? Versuche, es möglichst genau zu lokalisieren und seine Umrisse nachzuzeichnen. Und jetzt nimm bitte dieses Gefühl ganz vorsichtig, hole es aus dir heraus und setze es vor dir auf den Boden.
Und schau es an!
Wie groß ist das Gefühl? Welche Form oder welche Gestalt hat es? Welche Farbe? Ist es schwer oder leicht? Hart oder weich?

Bewegt sich dein Gefühl oder ist es statisch? Verändert es sich oder bleibt es gleich? Macht dein Gefühl Geräusche? Kann es vielleicht sogar sprechen? Und wenn ja, was sagt es zu dir?
Und jetzt geh noch einmal in Gedanken ringsherum um dein Gefühl und betrachte es von allen Seiten.
Zum Schluss nimm dein Gefühl bitte wieder vom Fußboden und hole es in dich zurück. Es ist schließlich *dein* Gefühl, und außer dir hat es niemanden. Und nimm es wahr. Ist es an derselben Stelle, an der es vorhin war? Ist es kleiner geworden oder größer? Intensiver oder weniger intensiv? Hat sich seine Qualität verändert?

Übung: Fürsorgeübung (nach Hayes, 2020)
Wähle ein Gefühl oder ein Erleben aus, mit dem du immer wieder kämpfst. Gib diesem Gefühl oder diesem Erleben Raum und stelle dir dann jeweils mindestens 1 Minute lang bildlich vor ...
... du nimmst dieses Gefühl oder dieses Erleben liebevoll an wie einen kranken Menschen, der dir nahesteht.
... du gehst mit diesem Gefühl oder diesem Erleben durch den Raum wie mit einem Kind, das du herumträgst, weil es nicht schlafen kann.
... du würdigst das Gefühl oder dein Erleben wie einen Freund, dem du gut zuhörst, auch wenn es dir schwerfällt.
... du nimmst dein Gefühl oder dein Erleben in dir auf wie einen tiefen Atemzug.
... du trinkst dein Gefühl oder dein Erleben wie ein Glas Quellwasser, das dich erfrischt.

Die vierte Dimension: „Zu sich freundlich sein"
Im englischen Original heißt diese Dimension „nonjudging of inner experience". Wir sollen also nicht verurteilen oder abwerten, was wir denken oder fühlen. Das ist ganz sicher richtig. Zum Umgang mit Selbstvorwürfen hast du ja auch schon eine Vielzahl von Tools mitbekommen. Nach unserer Auffassung ist es aber nicht genug, sondern es geht tatsächlich darum, zu sich selbst freundlich – oder besser liebevoll – zu sein.

Üblicherweise werden wir dazu erzogen, anderen gegenüber freundlich zu sein, sind aber vorsichtig, wenn es um Güte und Vergebung uns selbst gegenüber geht. Dabei ist die Liebe zu uns selbst und der liebevolle Umgang mit uns selbst die Voraussetzung für einen authentischen liebevollen Umgang mit anderen. Sich selbst freundlich zu begegnen, ist außerdem ein machtvolles Mittel, um unseren

Geist in einen Zustand der Ruhe zu führen. Wir werden darauf noch ausführlich im letzten Kapitel 4.6 („Mitgefühl als Ressource“) eingehen.

Hier nur ein kleiner Tipp: Gewöhne dir an, jedes Mal, wenn du im Spiegel dein Gesicht siehst, dich anzulächeln – und zwar kein grimassierendes oder ironisches, sondern ein echtes, liebevolles Lächeln. Ob es echt ist, erkennst du an den Augenfalten. Also lächle dich an und achte darauf, wie es sich anfühlt, aus dem Spiegel angelächelt zu werden. Wenn du willst, kannst du dir auch zuwinken oder „Huhu“ oder „Hallo“ sagen, wie zu einem lieben Freund, den du zufällig triffst.

Und noch eine kleine Übung:

Übung: Ein Gedankenexperiment für schwierige Zeiten

Der Brief aus der Zukunft

Stelle dir vor, du bist alt und weise geworden. In einem langen Leben hast du viele Widrigkeiten, Rückschläge und Krisen überwunden und daraus eine Haltung der Gelassenheit und Souveränität gewonnen.

Was würde dieses alte und weise Alter Ego zu deinem jetzigen Stress, deinen jetzigen Schwierigkeiten und Problemen sagen? Versetze dich in dieses alte und weise Alter Ego hinein und schreibe aus dieser Sicht einen wohlwollenden Brief an dich selbst in deiner heutigen, schwierigen Situation.

Entwirf den Brief nicht nur in deinem Kopf, sondern schreibe ihn tatsächlich auf. Die Übung bekommt damit eine andere Qualität.

Die fünfte Dimension: „Bewusst handeln“ („acting with awareness“)

Diese Dimension steht in direktem Zusammenhang mit dem Choice-Point-Modell – nicht bewusstlos abdriften, sondern sein Leben gestalten, in dem man bewusst seinen Werten folgt. So gesehen ist dieses ganze Buch über die fünfte Dimension der Achtsamkeit.

Um diese Dimension zu stärken, wird einem häufig empfohlen, sich konkrete Ziele zu setzen und diese konsequent zu verfolgen. Vielleicht ist dir aufgefallen, dass von Zielen in diesem Buch bisher noch überhaupt nicht die Rede war, und das hat einen Grund. Ziele haben nämlich etwas Ambivalentes. Einerseits sind sie erreichbar, planbar und können deshalb sehr gut als Orientierungspunkte in Richtung auf unsere Werte dienen. Das Problem ist, dass manche Ziele aber eben nicht erreichbar sind, sei es, dass wir uns von vornherein in ihnen getäuscht haben, sei es, dass sich die Rahmenbedingungen in einer Art geändert haben, die die Ziele unmöglich macht. In diesem Fall müssen wir die Ziele aufgeben und unsere Werte auf einem anderen Weg verfolgen. Wenn wir jedoch zu sehr fixiert sind, genau diese Ziele zu erreichen, versteifen wir uns auf etwas, was faktisch unmöglich ist, erleben immer wieder, dass wir nichts ausrichten können, und verlieren darüber vollkommen aus den Augen, in welche Richtung unser Leben geben soll. Die Fixierung auf einzelne Ziele macht unflexibel; und psychische Flexibilität ist die wichtigste Voraussetzung, wenn wir in einem schwierigen Umfeld und unter ständig sich ändernden Bedingungen unsere Werte verfolgen wollen. In der ACT sagt man deshalb – mit einem kleinen Augenzwinkern –, dass Ziele nicht dazu da sind, erreicht zu werden, sondern lediglich dazu dienen, uns in Bewegung zu setzen.

In der ACT spricht man auch davon, dass man gerade die Dinge, die einem besonders wichtig sind, mit leichter Hand halten soll. Was damit gemeint ist, macht folgender Dialog deutlich (vgl. Waadt, Martz & Gloster, 2015):

Therapeut	Frau M, wenn wir unseren Werten folgen wollen, müssen wir achtsam sein. Und gleichzeitig müssen wir gerade die Dinge, die uns wichtig sind, mit leichter Hand halten.
Frau M	Wie meinen Sie das?
Therapeut (betrachtet seine offene Handfläche)	Wie einen Schmetterling. Stellen Sie sich vor, auf Ihrer Handfläche sitzt ein Schmetterling. Sehen Sie ihn? Das farbige Muster auf seinen Flügeln, die er langsam öffnet und schließt? Freuen Sie sich an seinem Anblick. Aber halten Sie die Hand ruhig, sonst fliegt er davon.
Therapeut (schließt plötzlich die Hand)	Und was passiert, wenn Sie ihn festhalten wollen?
Frau M (nickt nachdenklich)	... dann ist er tot ...

Es gibt aber noch einige kleine Dinge, die wir dir nahelegen wollen, um die Bewusstheit im Handeln zu erhöhen:

- Dinge „wie zum ersten Mal“ machen
  Übung macht den Meister, eliminiert aber auch das Überraschungsmoment und führt damit zu einer gewissen Eintönigkeit und eingeschränkten Flexibilität. Gewöhne dir deshalb an, Dinge immer wieder „wie zum ersten Mal“ zu machen, zum Beispiel wenn du eine Zwiebel schneidest, deine Wäsche bügelst oder Sex mit deinem Partner hast. Im Buddhismus spricht man vom Anfängergeist, den wir nicht verlieren dürfen, wenn wir uns unsere Spontaneität und Lebendigkeit erhalten wollen.

- Gewohnheiten durchbrechen
  Durchbrich immer mal wieder deine Gewohnheiten! Wenn du morgens immer Kaffee trinkst, probiere einmal Tee – und umgekehrt. Wenn du abends immer Fernsehen siehst, hör mal Radio oder lies ein Buch – und umgekehrt. Wenn du immer zum Italiener zum Essen gehst, geh einmal zum Afrikaner – und umgekehrt. Und mache es nicht, um damit neue Gewohnheiten zu etablieren, sondern einfach zum Ausprobieren als Manifestation deiner Freiheit. Von dem Schriftsteller Hans Magnus Enzensberger heißt es, er habe das Rauchen aufgegeben, nur um auszuprobieren, wie sich das anfühlt.
- Allabendlich Resümee ziehen
  Nimm dir abends ein paar Minuten Zeit und schreibe auf, was du tagsüber gemacht hast, das die Zeit, die du dafür investiert hast, Wert war. Es geht nicht darum, ob es erfolgreich war, ob andere es gut finden, ob du es genossen hast (obwohl das häufig ein starkes Indiz ist), sondern eben nur darum, ob es eine gute Verwendung deiner Zeit war.

Das Einüben der fünf Dimensionen der Achtsamkeit ist übrigens etwas, das die investierte Zeit unbedingt wert ist. Studien zeigen, dass die Fertigkeiten in jeder einzelnen dieser Dimensionen in hohem Maße und statistisch hochsignifikant zusammenhängen mit *psychischer Flexibilität, seelischer Gesundheit, Bindungsfähigkeit* und *emotionaler Intelligenz* (vgl. Michalak et al., 2016). Es lohnt sich also!

4.6 Mitgefühl als Ressource

Was ist Mitgefühl? Oft wird Mitgefühl mit Empathie verwechselt, also mit der Fähigkeit, sich in andere Menschen einzufühlen. Das ist aber falsch. Mitgefühl ist kein Können, das man lernen und trainieren muss. Mitgefühl ist eine wohlwollende, liebevolle Haltung anderen oder sich selbst gegenüber, die man willentlich einnehmen kann. Natürlich ist dafür ein bisschen Übung hilfreich. Ausschlaggebend ist aber nicht die Übung, sondern die bewusste Entscheidung dafür.

So gesehen ist Mitgefühl ein Wert und damit etwas Individuelles. Werte erfordern eine bewusste, persönliche Entscheidung und können nicht für alle Menschen Gültigkeit beanspruchen. Über Werte haben wir bereits viel gesprochen. An dieser Stelle sollte es aber eigentlich um Ressourcen gehen, die überindividuell sind und *allen* Menschen helfen können, ihren Weg zu gehen. Ist also Mitgefühl ein Wert oder eine Ressource? Die Antwort ist: sowohl als auch. Für manche Menschen ist Mitgefühl eine ganz bestimmte Weise, Beziehungen zu leben, und damit ein Wert. Gleichzeitig ist Mitgefühl eine unverzichtbare Hilfe auf deinem Weg zu einem glücklichen und sinnerfüllten Leben. Um das nachzuvollziehen, ist es notwendig, das Ganze aus einer evolutionsbiologischen Perspektive zu betrachten.

Wir hatten ja schon davon gesprochen, dass unsere Emotionen evolutionär entstanden sind, weil sie uns einen Überlebensvorteil verschafft haben. Alle Emotionen sind evolutionär sinnvoll. Wir können Emotionen als Boten verstehen, die wichtige Nachrichten bringen, auf die wir reagieren müssen. Diese Reaktion geschieht allerdings nicht immer gleichförmig, sondern uns stehen drei unterschiedliche Reaktionssysteme zur Verfügung, die sich wiederum im Zuge der menschlichen Evolution entwickelt haben:

1. **Das Alarmsystem** wird durch Bedrohung und Gefahr aktiviert. Es dient dem Selbstschutz und hat das Ziel, Unversehrtheit und das Überleben sicherzustellen. Der Fokus der Aufmerksamkeit ist in diesem System deshalb ausschließlich auf die Bedrohung gerichtet. Das entsprechende Verhalten ist kämpfen oder fliehen – oder, in Situationen, in denen Todesgefahr droht und kämpfen und fliehen keine Aussicht auf Erfolg haben, erstarren.
2. **Das Antriebssystem** verfolgt im Wesentlichen das Lustprinzip. In diesem Reaktionsmodus verfolgen wir Dinge, die lustvoll sind, Spaß machen und unser Leben bereichern.
3. **Das Fürsorgesystem** ist evolutionär verhältnismäßig spät entstanden und steht nur sozialen Säugetieren zur Verfügung. Dieser Reaktionsmodus ist durch gegenseitige Zuwendung und Verbundenheit bestimmt. Gerade für uns Menschen, die nur in Gemeinschaft überlebensfähig sind, war dies ein unschätzbarer Überlebensvorteil. Der Anthropologe Michael Tomasello behauptet sogar, dass das spezifisch Menschliche, das uns von allen anderen Tieren unterscheidet, nicht unsere Kultur- und Verstandesleistungen sind, sondern die Fähigkeit, gemeinsame Ziele zu entwickeln und zu verfolgen („geteilte Intentionalität“; vgl. Tomasello, 2020). Die Menschen haben sich nicht durchgesetzt, weil sie stärker oder klüger waren, sondern tatsächlich, weil sie freundlicher waren.

Diese drei in Abbildung 4-2 gezeigten Reaktionssysteme schließen sich nicht gegenseitig aus. Sie können gleichzeitig in Aktion sein, jedoch hat immer eines davon die Oberhand.

Jedes dieser Reaktionssysteme hat ein eigenes physiologisches Profil. Unser Körper reagiert in den unterschiedlichen Modi jeweils anders:

Im *Alarmsystem* ist der Sympathikus aktiviert. Das ist der Stressnerv unseres autonomen Nervensystems. Beim Erstarren, das eintritt, wenn die Gefahr als zu

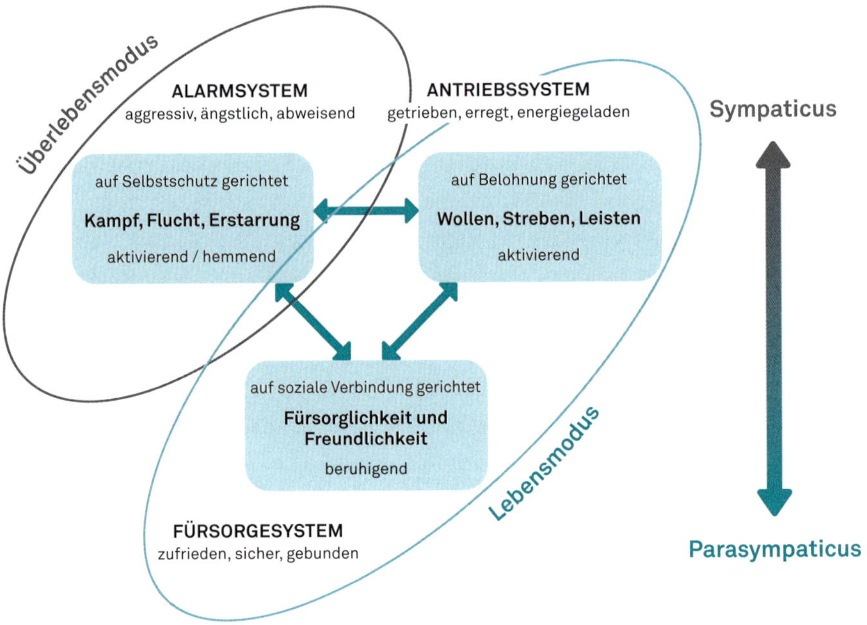

Abbildung 4-2: Die drei emotionalen Reaktionssysteme (in Anlehnung an van den Brink & Koster, 2013)

groß und nicht bewältigbar erlebt wird, ist es anders: Da wird der dorsale Zweig des Parasympathikus aktiviert. Das im Einzelnen auszuführen, würde hier aber zu weit führen. Blutdruck und Herzfrequenz sind erhöht. Unser Stresshormonspiegel (Cortisol und Adrenalin) steigt an. Unsere Entzündungsparameter erhöhen sich, und unsere Blutgefäße verengen sich. Das alles geschieht, um uns für den Kampf oder die Flucht in Bereitschaft zu versetzen. Dabei ist der Fokus der Aufmerksamkeit sehr begrenzt. Er richtet sich ausschließlich auf die Gefahrenquellen und die mögliche Rettung und blendet alles andere komplett aus. In der Grafik ist dieses System als „Überlebensmodus" bezeichnet, weil es hier tatsächlich ausschließlich um das Überleben geht. Unser Verhaltensrepertoire ist entsprechend reduziert. Wenn der Blitz ins Haus einschlägt und der Dachstuhl brennt, ist das auch sehr sinnvoll. Wenn allerdings der Dachstuhl gefühlt immer brennt, weil die Bedrohung in uns liegt und nicht in der äußeren Welt, führt das zu Hilflosigkeit, Burn-out und Depression.

Im *Antriebssystem* fühlen wir uns im Flow, ganz in Übereinstimmung mit dem, was wir tun, oder – falls es nicht so gut läuft – als rastlos Getriebene unserer Wünsche und Begierden. Auch hier ist der Sympathikus aktiv. Er sorgt dafür, dass wir motiviert und energiegeladen sind, um unsere Interessen und Ziele zu verfolgen.

Unser Blutdruck steigt moderat, unsere Herzfrequenz erhöht sich (aber nicht so stark wie im Alarmsystem), und es wird verstärkt das Belohnungshormon Dopamin ausgeschüttet. Auch im Antriebssystem erfolgt eine Erhöhung der Stresshormone Adrenalin und Cortisol, jedoch weniger als im Alarmsystem. Gleichzeitig wird das „Anti-Stresshormon" DHEA ausgeschüttet, das für Vitalität sorgt, die Immunabwehr stärkt und gut für die Stimmung und das Gesamtwohlbefinden ist. Der Hormoncocktail ist damit sehr viel gesünder. Die Ausschüttung von Dopamin fördert daneben Motivation und Freude, was zu einem höheren Maß an Zufriedenheit und Lebensqualität führt. Die damit einhergehende Aktivierung fördert wiederum Neugier und Begeisterung und damit das Lernen und unsere kognitiven Fähigkeiten.

Das *Fürsorgesystem* funktioniert vollkommen anders: Es wird aktiviert, wenn wir uns sicher und geborgen fühlen und mit uns selbst und anderen verbunden sind. Es hilft dabei, den Körper zu entspannen und wieder ins Gleichgewicht zu kommen, insbesondere nach stressigen oder anstrengenden Situationen. Im Fürsorgemodus ist der ventrale Zweig des Parasympathikus aktiviert. Das geht einher mit einem erhöhten Ausstoß des als „Kuschelhormon" berühmt gewordenen Hormons Oxytocin und des „Wohlfühlhormons" Serotonin, was zur Folge hat, dass sich Atmung und Herzfrequenz verlangsamen, die Anspannung nachlässt und wir uns wohl und geborgen fühlen. Der Blutdruck und der Cortisolspiegel sinken, Schmerzen werden gelindert, und eine Wundheilung kann schneller erfolgen. Im Alarmsystem kämpfen wir *gegen* die Bedrohung. Im Antriebssystem kämpfen wir *für* etwas, nämlich entweder für kurzfristige Lusterfüllung oder für nachhaltig verankerte Werte. Im Fürsorgemodus müssen wir nicht kämpfen. Wir sind im Einklang mit uns und mit der Welt und erleben Verbundenheit und Frieden. Wenn wir nicht immer wieder in diesen Ort der Ruhe einkehren, werden wir krank.

Wie gesagt: Wir reden hier von Biologie, nicht von Weltanschauung oder Esoterik! Unseren biologischen Voraussetzungen können wir uns nicht entziehen. Wir sind ihnen aber auch nicht ausgeliefert. Ganz im Gegenteil: Wir können sie nutzen. Beispielsweise können wir uns durch das Einüben einer mitfühlenden Haltung aktiv in den Fürsorgemodus begeben und damit den mit ihm verbundenen physiologischen Prozess in Gang setzen. Und wir können noch mehr tun. Das wird deutlich, wenn wir das evolutionsbiologische Modell mit unserem „ACT mit PEP!"-Ansatz in Verbindung bringen.

Selbstreflexion

Nimm dir 10 Minuten Zeit und beantworte für dich folgende Fragen:

- Welche Bedeutung haben die einzelnen Reaktionssysteme in deinem Leben? Welche sind dominant, welche spielen eine untergeordnete Rolle?

- In welchen Situationen werden die Systeme aktiv? Welche Erinnerungen oder Bilder tauchen auf, wenn du dich den einzelnen Systemen zuwendest? Welche Gefühle entstehen dabei in dir?
- Welche Gefühle löst das Nachdenken darüber in dir aus?

Wie kann man aus dem Überlebensmodus aussteigen?

Auf der linken Seite im Choice-Point-Modell befinden wir uns ausschließlich im Alarmmodus. Es geht nur um die Vermeidung echter oder imaginärer Gefahren. Aufgrund der strikten Fokussierung, die mit diesem Reaktionssystem verbunden ist, folgen wir dabei allerdings alten Verhaltensautomatismen, die in der Regel selbst zum Problem werden. Gleichzeitig sind wir nicht in der Lage wahrzunehmen, wie sich unsere Handlungen in der Realität auswirken, und uns bewusst zu werden, dass es ein Leben jenseits unserer schwierigen Gefühle und Gedanken gibt. Um aus diesem Tunnel, in dem eine Kurskorrektur nicht möglich ist, herauszukommen, müssen wir den Kampf mit unseren Gedanken und Gefühlen, also den Kampf gegen uns selbst, beenden. Dazu hast du in diesem Buch schon eine Fülle von Instrumenten kennengelernt. Mithilfe der PEP-Klopftechniken kannst du überbordende Gefühle modulieren und einen Zugang zu ihnen finden, mit dem du besser und souveräner mit ihnen umgehen kannst. Mit Akzeptanz-Techniken erteilst du dir und deinen schwierigen Gedanken und Gefühlen die Erlaubnis, da zu sein, sodass du nicht mehr gezwungen bist, unermüdlich gegen sie anzukämpfen, sie zu vermeiden und zu kontrollieren. Und mit den Defusionstechniken bist du in der Lage, einen kleinen Abstand zwischen dir und deinen schwierigen Gedanken und Gefühlen herzustellen, durch den dein Aufmerksamkeitsfokus und deine Handlungsmöglichkeiten größer werden, sodass du bewusst und souverän entscheiden kannst, in welche Richtung du gehst. Dabei hilft dir wiederum eine Besinnung auf deine Werte.

Damit hast du einen Wechsel vom Alarm- ins Antriebssystem eingeleitet.

Was tut mir gut?

Wie wir gesehen haben, ist der Antriebsmodus aber auch nicht unbedingt unproblematisch. Der Antriebsmodus folgt dem Lustprinzip, und das führt vielfach dazu, dass wir uns in Handlungsweisen verlieren, die einen kurzfristigen Lustgewinn versprechen, unser Leben aber auf Dauer nicht reicher, sondern ärmer machen. Ein prägnantes Beispiel dafür ist der Genuss von Drogen, der schnell und zuverlässig unser Belohnungssystem im Gehirn in Gang setzt, mittel- und langfristig aber schädlich ist, nicht zuletzt deshalb, weil der Belohnungseffekt nur von sehr kurzer Dauer ist und immer wieder aufs Neue hergestellt werden muss. Damit geraten wir in einen Zustand des Getriebenseins, der wiederum unsere Möglichkeiten einschränkt und unsere Freiheit und Autonomie bedroht. Das ist auch der Grund, warum die ACT so viel Gewicht darauf legt, langfristige Werte und nicht kurzfristige Ziele als Richtschnur für unser Leben zu etablieren. Um aus der Falle der kurzfristigen Verstärker herauszukommen, ist es auch hilfreich, sich selbst immer wieder zu fragen: „Wenn ich es gut mit mir meinte, was würde ich jetzt tun?“

Übung: Was soll ich tun? (nach Andreas Knuf, 2016)

Schließe deine Augen und stelle dir die Frage: „Wenn ich es gut mit mir meinte, was würde ich jetzt tun?“ Lass die Frage einfach in dir nachhallen. Es geht gar nicht so sehr um das Nachdenken über diese Frage – du weißt ja, der Verstand macht die Dinge oft komplizierter, als sie sein müssten –, sondern darum, in sich einen Raum zu schaffen, in dem Antworten auftauchen können. Diese Antworten sind manchmal unspektakulär, manchmal unerwartet und überraschend. Du kannst die Formulierung der Frage auch für dich anpassen. Alternativen könnten sein: „Wenn ich mir selbst eine gute Freundin wäre, was würde ich jetzt tun?“, „Wenn ich von Herzen Ja zu mir sagen würde, was würde ich jetzt tun?“. Oder vielleicht findest du eine andere Formulierung, die dir besser entspricht.

Es kann auch passieren, dass in deinem Bewusstsein keine Antwort auf diese Frage auftaucht. Das ist aber nicht schlimm. Manchmal sind die Fragen wichtiger als die Antworten, und allein dadurch, dass du dir die Frage stellst, veränderst du bereits etwas. Also gib der Frage einfach Raum und gewöhne dir an, sie immer wieder neu zu stellen.

Andreas Knuf (2016) nennt die Frage in seinem Buch übrigens die „Selbstmitgefühlsfrage“. Damit sind wir wieder bei dem Thema, mit dem dieses Kapitel angefangen hat, eben dem Mitgefühl. Wir möchten dir im Folgenden noch ein paar Strategien an die Hand geben, um gezielt in den Fürsorgemodus zu wechseln.

Kleine Selbstreflexion zur Einstimmung

Nimm dir 10 Minuten Zeit, um für dich folgende Fragen zu beantworten und damit dein Fürsorgesystem zu aktivieren:

- Wann hast du in letzter Zeit Mitgefühl gegeben, zum Beispiel, indem du jemandem geholfen oder jemanden getröstet hast, jemanden in den Arm genommen oder einfach nur angelächelt hast?

- Wann hast du in letzter Zeit Mitgefühl bekommen und auch angenommen?
- Welche Gefühle und Körperempfindungen lösen diese Erinnerungen bei dir aus?

Strategie 1: Suche Kontakt und Verbundenheit!
Die Verbindung zu anderen Menschen fördert ein Gefühl von Zugehörigkeit und Sicherheit, das dein Fürsorgesystem aktiviert. Es kommt dabei nicht auf die Anzahl der Menschen an, sondern auf die Qualität der Verbindung. Bei manchen Menschen erleben wir ein Gefühl der Resonanz, ein gemeinsames, harmonisches Schwingen, während der Kontakt mit anderen nichts in uns auslöst. Achte gezielt darauf, mit welchen Menschen dieser Gleichklang möglich ist.

Strategie 2: Fühle dich in andere Menschen ein!
Sei neugierig und frage dich immer wieder, wie es den Menschen in deiner Umgebung wohl geht, unabhängig davon, ob du sie magst oder nicht. Indem du dich in die Gefühle und Erfahrungen anderer Menschen hineinversetzt, kannst du Mitgefühl entwickeln, das dir selbst Ruhe und Sicherheit gibt.

Übung: Ein mitfühlender Brief an einen schwierigen Menschen
Gibt es jemanden, der dir immer wieder Stress oder Leid verursacht? Bei all deinem möglicherweise berechtigten Ärger – hast du schon einmal daran gedacht, dass auch diese Person ein Mensch ist wie du? Ein Mensch mit Ängsten und Sorgen, mit Schwierigkeiten und Problemen, mit Hoffnungen und unerfüllten Sehnsüchten? Was glaubst du, wie es diesem Menschen geht? Wie er sich fühlt? Warum er sich verhält, wie er sich verhält?
Wir möchten dich einladen, an diesen Menschen einen mitfühlenden Brief zu schreiben – aber nicht abzuschicken! Der Brief ist nur für dich! Er soll dir helfen, zur Ruhe zu kommen und deinen Ärger loszulassen, damit du wieder Zeit und Kraft hast, dich um das zu kümmern, was wirklich wichtig ist.

Übung: Das Licht in den anderen sehen
Jeder Mensch hat – auch wenn wir ihn nicht mögen – in aller Regel irgendwelche positiven Seiten und Eigenschaften. Nimm dir vor, in der nächsten Woche jeden Tag bei drei Menschen nach diesen Qualitäten Ausschau zu halten. Fange nicht bei den schwierigsten Menschen an, sondern steigere besser Tag für Tag den Schwierigkeitsgrad. Mach dir bei diesen Menschen die positiven Qualitäten bewusst, während du mit ihnen sprichst oder arbeitest. Und achte darauf, wie

diese Einstellung die Interaktion mit diesen Menschen beeinflusst und wie sie sich auf dich selbst auswirkt.

Strategie 3: Mache dir bewusst, dass nicht nur du, sondern alle Menschen Stress und Leid erfahren!
Das Bewusstsein, dass Stress und Leid universelle und allgemein menschliche Erfahrungen sind, kann helfen, dich gerade in deinem Schmerz verbunden mit anderen Menschen zu fühlen und Mitgefühl für dich selbst und andere zu entwickeln. Dieses Verständnis kann dazu beitragen, die eigene Verletzlichkeit anzunehmen und die Verbindung zu anderen zu vertiefen. Ein mächtiger Wirkfaktor von Selbsthilfegruppen und Gruppentherapien ist das unmittelbare Erleben, mit dem eigenen Schmerz nicht allein zu sein.

Strategie 4: Hilf anderen!
Eine weitere Möglichkeit, dein Fürsorgesystem zu aktivieren, ist es, etwas Gutes für andere zu tun. Aus der Positiven Psychologie kommt die Übung „Random Acts of Kindness". Sie ermutigt dazu, kleine, unerwartete Freundlichkeiten für andere zu tun. Das kann so einfach sein, wie jemandem die Tür aufzuhalten, ein Kompliment zu machen oder jemandem bei einer Aufgabe zu helfen. Diese kleinen Akte des Mitgefühls fördern nicht nur das Wohlbefinden der Empfänger, sondern auch dein eigenes. Sie aktivieren das Fürsorgesystem, indem sie das Gefühl von Verbundenheit und Gemeinschaft stärken.

Strategie 5: Frage nach Hilfe und nimm sie auch an!
Wann hast du das letzte Mal um Hilfe gebeten? Und wann hast du das letzte Mal Hilfe angenommen? Es ist wichtig, sich daran zu erinnern, dass es in Ordnung ist, Hilfe von anderen anzunehmen. Dies kann dazu beitragen, das Gefühl der Isolation zu überwinden, das oft mit dem Alarmsystem verbunden ist. Indem du um Unterstützung bittest oder dir Rat von Freunden, Familie oder Fachleuten suchst, aktivierst du dein Fürsorgesystem und ermöglichst es anderen, Mitgefühl und Unterstützung zu zeigen. (Aber achte darauf, dass du nur Ratschläge bekommst, um die du gebeten hast! Die unerbetenen Ratschläge solltest du umgehend zurückweisen!)

Strategie 6: Sei freundlich zu dir!
Die Strategie „Sei freundlich zu dir" bezieht sich auf die Praxis des Selbstmitgefühls und der Selbstfürsorge. Sie spielt eine entscheidende Rolle dabei, vom

Alarmsystem zum Fürsorgesystem zu wechseln, indem sie das emotionale Wohlbefinden stärkt und eine selbstfreundliche Haltung fördert. Mit dieser Strategie haben wir uns bereits im Kapitel 4.5 „Achtsamkeit" beschäftigt. Auch die PEP-Selbstakzeptanz- und Selbstaffirmationsübungen zahlen auf dieses Konto ein.

Übung: Der sichere Ort (nach Silvia Zanotta, 2023)

Sorge dafür, dass du in den nächsten 15 Minuten nicht gestört wirst. Mach es dir da, wo du gerade bist, bequem, nimm einen tiefen Atemzug und sieh dich um! Du musst dabei nichts überlegen. Sieh dich einfach um, lass deine Augen wandern und achte darauf, ob es irgendwo einen Punkt gibt oder eine Farbe oder – wenn du durch ein Fenster siehst – vielleicht eine Blume oder einen Baum oder eine Wolke, irgendetwas, wo du merkst: Wenn ich das ansehe, ist es besser für mich oder ruhiger oder angenehmer. Oder wo du irgendeine positive Resonanz spürst.

Lass dir Zeit dabei. Wo gibt es einen Punkt, der irgendwie macht, dass du dich besser fühlst?

Und wenn du ihn gefunden hast, sieh ihn einfach an. Und frage dich: Woher weißt du, dass dieser Punkt dir guttut? Wo im Körper spürst du das? Wo macht sich das am meisten bemerkbar?

Wenn du diese Stelle oder diesen Ort in deinem Körper gefunden hast, lege – in Wirklichkeit oder auch nur in Gedanken – deine Hand darauf und spüre nach, ob das für dich angenehm ist, wenn deine Hand dort ist. Oder vielleicht ist es auch weniger angenehm oder es macht keinen Unterschied, ob die Hand an dieser Stelle liegt oder nicht.

Wenn du merkst, dass die Hand dort nicht angenehm ist, nimm sie wieder weg. Ansonsten bleib mit ihr an diesem Ort. Wenn du willst, kannst du auch beide Hände drauflegen.

Stell dir jetzt vor, wie es ist, wenn du in diese Stelle, in diesen Ort hineinatmest. Wie ist es, wenn du dir vorstellst, dass dein Atem durch diesen Ort hindurchströmt?

Und vielleicht kannst du, wenn du den Punkt in der Außenwelt, der sich für dich gut angefühlt hat, jetzt noch mal anschaust, eine Verbindung spüren, vielleicht spürst du eine Art Energie. Oder es entsteht eine bildliche Verbindung oder irgendein Austausch zwischen dem Ort in deinem Körper und diesem äußeren Punkt.

Und richte jetzt deine Aufmerksamkeit ganz auf den Ort in deinem Körper und stelle dir die Frage: Ist das ein Platz, an dem sich meine ganze Person ausruhen

kann oder einkuscheln wie ein Hund oder eine Katze, die sich in ihr Nest dreht, bis alles ganz genau passt? Gibt es ein Wort oder einen Begriff, für das, was du dort spürst? Ist es Ruhe? Sicherheit? Geborgenheit? Verbundenheit? Glück?
Entwickele daraus deine persönliche Wunschformel. Sie könnte zum Beispiel lauten: „Möge ich Geborgenheit spüren!“, „Möge ich glücklich sein!“, „Möge ich ...!“. Es kann auch eine zusammengesetzte Formel sein. Erweitere dann deine Wunschformel zuerst auf die Menschen, die dir am Herzen liegen, und dann auf alle Menschen und alle Lebewesen. Zum Beispiel: „Mögen alle Menschen Ruhe und Frieden finden.“ Oder: „Mögen alle Menschen und Tiere Verbundenheit spüren.“
Welche Farben stehen mit diesem Wunsch in Verbindung? Welche Gerüche? Welche Speisen oder Getränke? Welche Teile aus deinem Kleiderschrank? Welche was auch immer?
Jetzt möchten wir dich einladen, wieder ganz bewusst wahrzunehmen, wie du auf dem Stuhl oder wo auch immer sitzt. Sieh noch einmal den äußeren Punkt an und komm dann wieder ganz in den tatsächlichen Raum, in dem du dich aufhältst. Und wenn du willst, strecke dich oder schüttle dich ein wenig.
Der sichere Ort, den du in dir entdeckt hast, steht dir ab jetzt jederzeit und überall zur Verfügung! Wherever you go, there you are!

5
Zum Schluss

Mehr ist nicht zu sagen. Jetzt musst du nur noch deinen Werten folgen, in einer Haltung, die geprägt ist durch Offenheit und Neugier, Freundlichkeit dir selbst und der Welt gegenüber und vor allem von großer Zuversicht. Geh deinen Weg! Es kann dir nichts passieren, außer vielleicht, dass du ab und zu falsch abbiegst, aber das gehört dazu. Umwege erhöhen die Ortskenntnis.

Zu sich zu kommen, ist ein Prozess, und niemand weiß, wo er dich hinführen wird. Lass dich nicht von deinen Gedanken und Gefühlen ins Boxhorn jagen, sie kommen und sie gehen, es spielt keine Rolle. Entscheidend ist nur, wie du dich zu ihnen verhältst.

Zum Schluss wollen wir dich noch zu einer kleinen Selbstreflexion einladen, die dir vielleicht dabei hilft, die ersten Schritte zu gehen. Wir wünschen dir auf deiner Reise zu dir selbst alles Gute!

Selbstreflexion

Nimm dir einen Stift, einen Zettel und 20 Minuten Zeit, um folgende Fragen für dich zu beantworten:

- Welchen deiner Werte möchtest du in der nächsten Zeit mehr mit Leben füllen?
- Was möchtest du dir dazu für die nächsten Tage und die nächsten Wochen ganz konkret vornehmen?
- Welche Gedanken und welche Gefühle könnten dir dabei in die Quere kommen?
- Was hast du in diesem Buch gelernt? Wie kannst du mit den Gedanken und Gefühlen, die dich in eine falsche Richtung lenken wollen, authentisch und souverän umgehen?
- Wie fühlt sich das an, wenn du jetzt darüber nachdenkst?

Vielleicht gefällt dir auch die Idee, dein Leben als eine Melodie zu betrachten, mit lauten und mit leisen Tönen, mit hohen und mit tiefen, mit Dissonanzen und harmonischen Auflösungen. Wir möchten dir dazu noch eine letzte Übung nahebringen, die Jan von einem Workshop mit dem Titel „Die heilende Kraft von Ritualen" der Ärztin und Therapeutin Alexandra Spitzbarth mitgebracht hat.

Übung: Das Lied des Lebens (nach Alexandra Spitzbarth)

Die Übung basiert auf einem alten Brauch eines afrikanischen Stammes. Wenn in diesem Stamm ein Kind geboren wird, ziehen die Frauen des Stammes mit dem Neugeborenen in den Wald zu einem heiligen Ort. Dort komponieren sie ein einzigartiges Lied, das „Lied des Lebens", speziell für das Neugeborene. Dieses Lied symbolisiert die Liebe und die Gemeinschaft, die dem Neugeborenen entgegengebracht wird. Das Lied begleitet das Kind von diesem Moment an durch sein gesamtes Leben. Es wird bei besonderen Anlässen gesungen – Geburtstagen, Übergangsriten oder wichtigen Lebensereignissen. Und sollte das Kind einmal einen Fehler begehen, wird es nicht bestraft. Stattdessen singen die Stammesmitglieder sein Lied des Lebens, um es daran zu erinnern, dass es trotz seines Fehlers geliebt und akzeptiert wird. Das letzte Mal wird das Lied am Tag der Beerdigung des Menschen gesungen.

Vielleicht kann so ein Lied auch in deinem Leben heilende Kraft entfalten. Nimm dir einen Moment der Ruhe und überlege dir eine kleine Melodie, die du besonders schön findest. Diese Melodie sollte einfach und leicht zu merken sein. Und lass deine Melodie zu einem Symbol für die Liebe und Akzeptanz werden, die du dir selbst entgegenbringst. Singe oder summe deine Melodie in schönen Momenten, um sie noch intensiver zu genießen. Und in schwierigen Zeiten oder wenn du einen Fehler gemacht hast, erinnere dich daran, dass du trotz allem geliebt und wertvoll bist, indem du dein Lied des Lebens singst oder summst.

Literatur

Aalberse, M. (2012). *Die Lösung liegt in deiner Hand!: Von der Energetischen Psychologie zur bifokalen Achtsamkeit – Emotionsregulation und Neurowissenschaften*. Tübingen: dgvt-Verlag.

Bohne, M. & Ebersberger, S. (2019). *Synergien nutzen mit PEP: Die integrative Kompetenz der Prozess- und Embodimentfokussierten Psychologie in Psychotherapie, Beratung und Coaching*. Heidelberg: Carl-Auer Verlag.

Bohne, M. (2022). *Bitte klopfen! Anleitung zur emotionalen Selbsthilfe*. Heidelberg: Carl-Auer Verlag.

Bohne, M., Grabener, L., Jahn, B., Kulens, C. & Pfeiffer, A. (in Druck). *PEP Behandlungsmanual. Manual zur Behandlung von depressiven Störungen mit PEP.*

Frankl, V. (2018). *... trotzdem Ja zum Leben sagen: Ein Psychologe erlebt das Konzentrationslager*. München: Penguin Verlag.

Fritsch, G.R. (2024). *Der Gefühls- und Bedürfnisnavigator: Gefühle und Bedürfnisse wahrnehmen*. Paderborn: Junfermann.

Gloster, A.T., Walder, N., Levin, M.E., Twohig, M.P. & Karekla, M. (2020). The empirical status of acceptance and commitment therapy: A review of meta-analyses. *Journal of Contextual Behavioral Science, 18,* 181–192. https://doi.org/10.1016/j.jcbs.2020.09.009

Harris, R. (2009). *Wer dem Glück hinterherrennt, läuft daran vorbei*. München: Kösel.

Hauke, G. (2012). *Strategisch Behaviorale Therapie (SBT): Emotionale Überlebensstrategien – Werte – Embodiment*. Berlin: Springer.

Hayes, S.C. (2020). *Kurswechsel im Kopf: Von der Kunst anzunehmen, was ist, und innerlich frei zu werden*. Weinheim: Beltz.

Jung, C.G. (1970). *Gesammelte Werke* (Band 16). Zürich: Rascher

Kabat-Zinn, J. (2019). *Gesund durch Meditation: Das große Buch der Selbstheilung mit MBSR*. München: Knaur.

Klingen, N. (2021). *Let's ACT: Akzeptanz- und Commitment-Therapie für Gruppen*. Stuttgart: Klett-Cotta.

Knuf, A. (2016). *Sei nicht so hart zu dir selbst: Selbstmitgefühl entwickeln in guten und in miesen Zeiten*. München: Kösel.

Levine, P.A. (2020). *Vom Trauma befreien*. München: Kösel.

Michalak, J., Zarbock, G., Drews, M., Otto, D., Martens, D., Ströhle, G. et al. (2016). Erfassung von Achtsamkeit mit der deutschen Version des Five Facet Mindfulness Questionnaires. *Zeitschrift für Gesundheitspsychologie, 24* (1), 1–12. https://doi.org/10.1026/0943-8149/a000149

Pennebaker, J.W. (2019). *Heilung durch Schreiben: Ein Arbeitsbuch zur Selbsthilfe*. Bern: Hogrefe. https://doi.org/10.1024/85976-000

Pfeiffer, A. (2023). *Emotionale Erinnerung – Klopfen als Schlüssel für Lösungen: Neurowissenschaftliche Wirkhypothesen der Klopftechniken*. Heidelberg: Carl-Auer Verlag.

Schmiedeler, S. (2024). Das Potenzial der Achtsamkeit – trotz Risiken und Nebenwirkungen. *Psychotherapie, 69*, 129–133. https://doi.org/10.1007/s00278-023-00706-1

Stavemann, H. (2023). *Im Gefühlsdschungel: Emotionale Krisen verstehen und bewältigen*. Weinheim: Beltz.

Steuernagel, R. (2022). *Breakout! In nur 5 Minuten täglich Ängste lindern...* [Video]. Zugriff am 08. Dezember 2024 unter https://youtu.be/S6W4coEm600?si=wwpVR7choN0Z-p0-

Straub, J. (2019). *Das erzählte Selbst: Konturen einer interdisziplinären Theorie narrativer Identität*. Gießen: Psychosozial-Verlag. https://doi.org/10.30820/9783837974430

Tomasello, M. (2020). *Mensch werden – Eine Theorie der Ontogenese*. Berlin: Suhrkamp.

van den Brink, E. & Koster, F. (2013). *Mitfühlend leben: Mit Selbst-Mitgefühl und Achtsamkeit die seelische Gesundheit stärken: Mindfulness-Based Compassionate Living – MBCL*. München: Kösel.

Villatte, M., Villatte, J.L. & Hayes, S.C. (2020). *Sprache als psychotherapeutische Intervention: Ein Lehrbuch für die Praxis*. Stuttgart: Kohlhammer. https://doi.org/10.17433/978-3-17-033015-3

Waadt, M. & Acker, J. (2018). *Das Selbsthilfebuch gegen Burnout*. Bern: Hogrefe. https://doi.org/10.1024/85888-000

Waadt, M., Martz, J. & Gloster, A. (2015). *Arbeiten mit der Akzeptanz- und Commitment-Therapie (ACT): Ein Fallbuch*. Bern: Hogrefe.

Waadt, M. & Romanczuk-Seiferth, N. (2022). Die Anwendung der ACT bei affektiven Störungen und Angsterkrankungen als häufigen Zielgruppen – Ein Praxisbeispiel. *Verhaltenstherapie und Psychosoziale Praxis, 2022* (4), 627–641,

Wittgenstein, L. (1979). *Tractatus logico-philosophicus. Logisch philosophische Abhandlung*. Frankfurt: Suhrkamp.

Zanotta, S. (2023). *Wieder ganz werden: Traumaheilung mit Ego-State-Therapie und Körperwissen*. Heidelberg: Carl-Auer Verlag.

Anzeigen